现代著名老中医名著重刊丛书·第三辑

中医对几种急性传染病的辨证论治

蒲辅周 编著

高辉远 整理

U0880088

人民卫生出版社

图书在版编目（CIP）数据

中医对几种急性传染病的辨证论治/蒲辅周编著．北京：人民卫生出版社，2006.12
（现代著名老中医名著重刊丛书　第三辑）
ISBN 978-7-117-08234-1

Ⅰ.中…　Ⅱ.蒲…　Ⅲ.急性病：传染病—辨证论治　Ⅳ.R259.1

中国版本图书馆 CIP 数据核字（2006）第 140412 号

现代著名老中医名著重刊丛书
第三辑
中医对几种急性传染病的辨证论治

编　　著： 蒲辅周
出版发行： 人民卫生出版社（中继线 010-59780011）
地　　址： 北京市朝阳区潘家园南里 19 号
邮　　编： 100021
E - mail： pmph @ pmph.com
购书热线： 010-59787592　010-59787584　010-65264830
印　　刷： 北京虎彩文化传播有限公司
经　　销： 新华书店
开　　本： 850×1168　1/32　　**印张：** 2.75
字　　数： 63 千字
版　　次： 2006 年 12 月第 1 版　　2023 年 5 月第 1 版第 7 次印刷
标准书号： ISBN 978-7-117-08234-1/R・8235
定　　价： 9.00 元
打击盗版举报电话：010-59787491　E-mail：WQ @ pmph.com
（凡属印装质量问题请与本社市场营销中心联系退换）

出版说明

自20世纪60年代开始，我社先后组织出版了一批著名老中医经验整理著作，包括医论医话等。半个世纪过去了，这批著作对我国近代中医学术的发展产生了积极的推动作用，整理出版著名老中医经验的重大意义正在日益彰显，这些著名老中医在我国近代中医发展史上占有重要地位。他们当中的代表如秦伯未、施今墨、蒲辅周等著名医家，既熟通旧学，又勤修新知；既提倡继承传统中医，又不排斥西医诊疗技术的应用，在中医学发展过程中起到了承前启后的作用。这批著作均成于他们的垂暮之年，有的甚至撰写于病榻之前，无论是亲自撰述，还是口传身授，或是其弟子整理，都集中反映了他们毕生所学和临床经验之精华，诸位名老中医不吝秘术、广求传播，所秉承的正是力求为民除瘼的一片赤诚之心。诸位先贤治学严谨，厚积薄发，所述医案，辨证明晰，治必效验，不仅具有很强的临床实用性，其中也不乏具有创造性的建树；医话著作则娓娓道来，深入浅出，是学习中医的难得佳作，为近世不可多得的传世之作。

由于原版书出版的时间已久，已很难见到，部分著作甚至已成为学习中医者的收藏珍品，为促进中医临床和中医学术水平的提高，我社决定将一批名医名著编为《现代著名老中医名著重刊丛书》分批出版，以飨读者。

第一辑收录 13 种名著：

《中医临证备要》　　　　　《施今墨临床经验集》
《蒲辅周医案》　　　　　　《蒲辅周医疗经验》
《岳美中论医集》　　　　　《岳美中医案集》
《郭士魁临床经验选集——杂病证治》
《钱伯煊妇科医案》　　　　《朱小南妇科经验选》
《赵心波儿科临床经验选编》《赵锡武医疗经验》
《朱仁康临床经验集——皮肤外科》
《张赞臣临床经验选编》

第二辑收录 14 种名著：

《中医入门》　　　　　　　《章太炎医论》
《冉雪峰医案》　　　　　　《菊人医话》
《赵炳南临床经验集》　　　《刘奉五妇科经验》
《关幼波临床经验选》　　　《女科证治》
《从病例谈辨证论治》　　　《读古医书随笔》
《金寿山医论选集》　　　　《刘寿山正骨经验》
《韦文贵眼科临床经验选》　《陆瘦燕针灸论著医案选》

第三辑收录 20 种名著：

《内经类证》　　　　　　　《金子久专辑》
《清代名医医案精华》　　　《陈良夫专辑》
《清代名医医话精华》　　　《杨志一医论医案集》
《中医对几种急性传染病的辨证论治》
《赵绍琴临证 400 法》　　　《潘澄濂医论集》
《叶熙春专辑》　　　　　　《范文甫专辑》

《临诊一得录》 《妇科知要》
《中医儿科临床浅解》 《伤寒挈要》
《金匮要略简释》 《金匮要略浅述》
《温病纵横》 《临证会要》
《针灸临床经验辑要》

这批名著原于20世纪60年代前后至80年代初在我社出版，自发行以来一直受到读者的广泛欢迎，其中多数品种的发行量都达到了数十万册，在中医界产生了很大的影响，对提高中医临床水平和中医事业的发展起到了极大的推动作用。

为使读者能够原汁原味地阅读名老中医原著，我们在重刊时采取尽可能保持原书原貌的原则，主要修改了原著中疏漏的少量印制错误，规范了文字用法和体例层次，在版式上则按照现在读者的阅读习惯予以编排。此外，为不影响原书内容的准确性，避免因换算造成的人为错误，部分旧制的药名、病名、医学术语、计量单位、现已淘汰的检测项目与方法等均未改动，保留了原貌。对于犀角、虎骨等现已禁止使用的药品，本次重刊也未予改动，希冀读者在临证时使用相应的代用品。

人民卫生出版社

2006年11月

前言

蒲辅周老大夫，是四川省著名的中医师，学识相当丰富。1955年我院建院后，蒲老大夫即来院工作。在党的领导下，与西医亲密合作，无论在临床治疗或理论研究上，都做出了优越的成绩。特别是在1956年防治流行性“乙型”脑炎及1958年防治重症肺炎等工作中，贡献尤大。蒲老大夫平时对患者极为关怀，处处为病人着想，充分表现了他对病人高度的负责精神。

本书所收的七篇文章，主要是介绍蒲老大夫对于急性传染病治疗方面的理论经验。其中“祖国医学在急性传染病方面的研究报告，”是在1959年“全国急性传染病学术会议”上代表本院所作的报告，其余六篇（其中两篇是和其他同志合作的），分别讨论了辨证施治规律在流行性感冒、麻疹、肺炎、流行性“乙型”脑炎、传染性肝炎等病的防治工作中的运用。

对于流行性“乙型”脑炎的治疗，区分出偏热、偏湿两种不同类型，并治愈了若干坏证。在重症肺炎方面，灵活地运用宣透、表里两解、清热救阴、生津固脱等法，还总结出救逆的治法。所有这些，清楚地说明中医在防治急性传染病方面，有正治、权变、救逆等不同的方法，给学习中医疗法的同志提供了可贵的理论和经验。对于开展急性传染病防治工作，颇有参考价值。

为了推广老年中医经验，更好地为社会主义建设服务，今将蒲老大夫几年来所写的短文和所作的学术报告，经整理后，辑成专集出版。其中不当之处，希读者随时指正，便于再版时进行修订。

中华人民共和国卫生部中医研究院学术秘书处

1960年6月

目录

一、祖国医学在急性传染病方面的研究报告

中医研究院　**蒲辅周**

（一）前言

随着我国社会主义经济建设高潮的到来，在全国范围内兴起了一个社会主义的文化建设高潮。医学科学部门也和其他部门一样，经过整风运动和反右派斗争，加强了党的领导，使医药卫生事业得到高速度的发展。1958 年我国在党的“鼓足干劲，力争上游，多快好省地建设社会主义”总路线的光辉照耀下，由于以钢为纲的全面大跃进，汇成了一个惊天动地的文化革命和技术革命的高潮。自全国医药卫生技术革命经验交流大会召开以后，更加推动了卫生事业的发展，在认真贯彻中西结合、土洋并举两条腿走路的方针下，取得了伟大的成就。

现在，我国农村中大规模的、工农商学兵相结合的、政社合一的人民公社这个新的社会组织，不仅像初升的太阳，在亚洲东部广阔的地平线上出现了，而且在祖国辽阔的土地上日益巩固、发展和繁荣。全国六亿以上热爱劳动的广大人民，为谋人类的幸福，都勇敢地以高度的组织性和高度的集体主义形式，参加各个生产战线上的大规模的劳动竞赛。因此，有成效地保障工农群众身体健康和积极防治可能发生的急性传染病；组织动员卫生战线上的队伍，提高其社会主义积极性，加强他们同工农群众和生产劳动的联系；向前推进医学科学事业，不断提高技术水平，使人民卫生工作的发展能够适应整个社会主

义建设的需要，这就成为我们当前的光荣的政治任务。

为了完成这个伟大的政治任务，我们必须坚决执行周恩来总理在第二届全国人民代表大会第一次会议上的政府工作报告中所指示的“应当团结中西医，组织他们共同为人民卫生事业服务，共同发扬祖国医学遗产和发展医学科学”的方针。10年来，人民卫生事业有了很大的成就，无论在消灭主要疾病斗争中，或者是医学科学研究上，无论是许多慢性疾病的医疗，或者是各种急性传染病的防治，既发挥了西医的积极性，也发挥了中医的作用。既充分地利用了世界医学作出的贡献，也认真地发扬了祖国医学的文化遗产，并且经过无数事例证明，祖国医学确是一个伟大的宝库，生动地证实了党的中医政策的正确性。

因此，我们必须根据1959年1月25日人民日报社论“认真贯彻党的中医政策”的精神，大力发掘祖国医学对急性传染病的防治方法，同时努力学习苏联先进医学和世界各国医学在急性传染病方面的成就。让中西医在社会主义大跃进的形势下，为我国人民健康事业作出贡献。

（二）祖国医学关于急性传染病的认识

急性传染病是威胁人民健康影响生产建设最大、最剧烈的疾病。我国古代劳动人民对急性传染病的注意，为时很早，远在周代已开始有初步的记载，如《周礼》、《左传》和祖国医学现存第一部典籍《黄帝内经》等书中，均可看到不少的描述。及至汉代，对疫情的记载，更为注意，如以桓帝、灵帝、献帝三代举例，仅《五行志》一书所载较为严重的疫情达9次之多。此后，历代文献仍不断地有所记载，且随着医学书籍的逐渐增多，对传染病的预防和治疗方法也日益丰富起来，成为我国劳动人民长期同急性传染病斗争的宝贵科学遗产。

关于急性传染病的名称，一般可归纳为下列几种：

1. 疫 《素问·刺法论》云：“五疫之至皆相染易，无问大小，病状相似。”《礼记·月令篇》云：“孟春行秋令则民大疫；季春行夏令则民多疾疫；仲夏行秋令则民殃于疫；仲冬之月，地气沮弛……民必疾疫。”

2. 疫气　《曹植说疫气》云：“建安二十二年，厉气流行，家家有僵尸之痛，室室有号泣之哀，或阖门而殪，或复族而丧。”

3. 疫疠　春秋昭公元年传云：“则有水旱疠疫之灾。”王充《论衡·命义篇》云：“瘟气疫疠，千户灭门。”巢元方《诸病源候论·疫疠病候》云：“其病与时气温热等病相类，皆由一岁之内，节气不和，寒暑乖候，或有暴风急雨，露雾不散，则民多疾疫，病无少长，率皆相似。”

4. 时行　巢元方《诸病源候论·时气病候》云：“时行病者是春时应暖而反寒，夏时应热而反冷，秋时应凉而反热，冬时应寒而反温，非其时而有其气，是以一岁之中，病无少长，率相似者，此则时行之气也。”

5. 伤寒　《内经》云：“今夫热病者，皆伤寒之类也。或愈或死，皆以六七日之间。”《难经》云：“伤寒有五，有中风、有伤寒、有湿温、有热病、有温病。”《伤寒论·自序》云：“余宗族素多，向余二百，建安纪元以来，犹未十稔，其死亡者三分有二，伤寒十居其七。”当然，这里所称的伤寒，是包括多种急性传染病在内的。

6. 温病　杨栗山云：“温病，四时触受天地疵疠旱潦之杂气而发之病也。杂气者，非风、非寒、非暑、非湿、非燥、非火，天地间为另一种，偶荒旱潦疵疠烟瘴之毒气。”“第无形无声，不睹不闻，其来也无时，其着也无方，感则一时不觉，久则蓄而能通。众人有触之者，各随其气而为诸病焉。”这一段不仅说明温病是急性传染病，而且认识到温病特有的致病之因——杂气。吴鞠通说：“温病者，有风温、有温热、有温疫、有温毒、有暑温、有湿温、有秋燥、有冬温、有温疟。”

从上述记载中，可以看出疫、疫气、疫疠和时气，都是指的急性传染病，而伤寒和温病又是急性传染病的广泛的通称。

古人对急性传染病不仅有上面的概括性认识，而且对各种急性传染病很早就有具体的记载。例如：

1. 天麻、麻诊　天花在我国最早的记载，要推晋朝葛稚川的《肘后方》。《肘后方》云："比岁有天行发斑疮，头面及身，须臾周匝，状如火疮，皆藏白浆，随决随生，不即疗，剧者数日必死。"相传东汉马援于建武中征武陵蛮（今湖南省常德县），染此病而死，兵士患者亦甚多，遂传至中原，当时呼为虏疮。隋、唐时称为豌豆疮，宋朝才称为豆疮，后改豆为痘。宋陈文中的《痘疹方论》进一步把它看作小儿病。麻疹的记载，宋钱乙《小儿药证直诀》已有较详细的描述，而陈文中更将本病与天花区别开来。明吕坤《麻疹拾遗》说："古人重痘轻疹，今则疹之惨毒与痘同酷。麻疹之发，多在天行疠气传染，沿门履巷，遍地相传。"由此可见麻疹的流行在明末已有记载了。

2. 痢疾　在《素问》就有肠澼之名。《金匮》有下脓血与热利下重等说。《诸病源候论》云："赤白相杂，重者状如脓涕，而血和之，轻者脓上有赤脉脓血，状如鱼脑。"《外台秘要》云："赤白痢下，令人下部疼重，故名重下。"《景岳全书》云："痢疾，其所下者，或赤或白，或脓或血，有痛者，有不痛者，有里急后重者，有呕吐者，有呕吐胀满者，有噤口不食者，有寒热往来者，态度多端。"这些描述，非常细致。

其他，如霍乱、鼠疫、百日咳等等都有很多极为细致的记载，不再一一叙述，仅举上面几个例子，足证祖国医学对传染病的认识是非常深入的。

祖国医学有关急性传染病的重要著作，是很多的，这里重点介绍以下的 6 种：

1.《伤寒论》是我国汉代伟大医学家张仲景的著作。这部书主要总结了汉代以前和他自己的经验，阐明多种急性传染病的证候变化和治疗方法，为我们研究传染病的重要文献。是我国医学古典著作之一。

2.《温疫论》是明代吴又可的著作。据吴氏原序称："崇祯辛巳，疫气流行，山东、浙省、南北两直，感者尤多，至五六月尤甚，甚至阖门传染。"吴氏著此书，就是依据他向这些急性传染病作斗争所积累的经验而写成的。

3.《温病条辨》为清代吴鞠通的作品。系统地阐明了多种急性传染病的治疗方法，总结了清代叶天士以前的温病学说，在急性传染病方面有很大的贡献。

4.《温热经纬》是晚清王士雄根据《黄帝内经》等古典著作及后世叶天士等人的论著所写成的一部急性传染病学，其辨证用药的方法，多是从古今学者的实际经验中得来的。

5.《伤寒温疫条辨》是清代杨栗山的著作。全书辨别伤寒温病的异同，并继承吴又可的学说，阐发杂气的病因论据，对急性传染病的病因有了进一步的认识。

6.《伤寒指掌》清代吴坤安著。是一部将伤寒、温病汇集在一起的著作。辨证立法，甚为完备，对四时急性传染病的治疗有重要的实用价值。

以上这几部书，仅仅是祖国医学关于急性传染病著作的一部分。它概括了伤寒、温病、瘟疫三种学说，可以充分证明祖国医学是不断发展的。其他书籍如《肘后方》、《千金要方》、《外台秘要》和金元四大家的著作里，对急性传染病，都有很多宝贵和正确的认识。

祖国医学有关急性传染病的致病因素和传染条件，也有很多的正确观点。在致病原因方面：认识到六淫之气、不正常之气、杂气，都是传染病的致病因素。仅举杨栗山论温病之原为例："温病、得天地之杂气，杂气者，非风、非寒……另为一种……毒气。""况杂气为病最多，然举世皆误认为六气，……

误认为暑者，如疟痢吐泻，霍乱转筋，暴注腹痛，以及昏迷闷乱之类，概作暑治，未尝一验，实非暑也，亦杂气之一耳。……又如一切无名暴病，顷刻即亡，无因而生，无识乡愚，认为鬼祟。并皆杂气所成，从古未闻者，何也？盖因来而不知，着而不觉，人惟向风寒暑湿燥火所见之六气求之，而不索之于无声、无形、不睹、不闻之中。”这些描述杂气的记载，已明知有一种致病物质的存在，并指明既非六淫之时气，亦非鬼祟之迷信，在病因学上是很好的启示。杨氏又观察到杂气的使人为病，有时对牲畜则不能为病，他说：“至于无形之气，偏中于动物者，如猪温、羊温、牛马温、岂但人温而已哉。然猪病而羊不病，牛病而马不病，人病而禽兽不病，究其所伤不同，因其气各异也。”像这样精到的观察和描述，是值得我们重视的。在观察传染病条件的形成方面：一方面认识到致病因子通过一定的传染途径的外在条件，如吴又可《瘟疫论》中说：“然伤寒与中暑感天地之常气，疫者感天地之疠气，在岁运有多少，在方隅有轻重，在四时有盛衰，此气之来，无老少强弱，触之即病，邪自口鼻而入。”又说：“邪之中人，有自天受之，有传染受之，所感虽殊，其病则一。”说明致病因子是经过呼吸道的鼻和消化道的口的途径而传染入人体的。另一方面更重要的是认识到人体抵抗力对传染病的发生的内在条件。古人已经观察到人体对引起传染病的疠气有一定的抵抗力，所以《内经》云：“正气存内，邪不可干。”《诸病源候论》亦云：“恶毒之气，人体虚者受之。”又云：“人有阴阳不调和，血气虚弱，与患注人同居共处，或看侍扶接，而注气流移染易，得上与病者相似。”都说明内在条件是传染病形成最重要的因素。这对预防医学起到很大作用。

（三）祖国医学关于急性传染病的预防

祖国医学的预防思想，远在2000年前已经奠定。《内经》首先指出“圣人不治已病治未病”，主张未病时就先预防，并谓“病已成而后药之，乱已成而后治之，譬犹渴而穿井，斗而铸锥，不亦晚乎?”说明早期预防的重要性。这种思想，无疑的适用于任何疾病，而对急性传染病尤为重要。

《内经》预防疾病的特点，包括体外和体内两个方面。在谈到预防体外致病因素时，则曰：“避其毒气”或“虚邪贼风，避之有时。”谈到机体内在致病条件时，则如前所说：“不能传者，正气存内，邪不可干。”这是提倡人体和外在环境统一的预防观点。

由于上述思想基础的发展，祖国医学有关急性传染病的预防措施，也有了不少的贡献。

1. 在环境卫生方面　王孟英《霍乱论》说：“人烟稠密之区，疫疠流行，……故为民上及有心力之人，平日宜疏浚河流，毋使污秽，毋使饮浊，直可登民寿域。”《周书·秘奥营造宅经》说：“沟渠通浚，屋宇洁净，无秽气，不生瘟疫病。”可见古人非常重视屋宇的清洁和疏通沟渠工作。这些，对避免传染病的流行有积极的作用，对飞尘能传播疾病也有相当认识，《后汉书·张让传》所载，灵帝三年，毕岚创制了名为翻车和渴乌的街道洒水车，在城市卫生贡献上有着较大的意义。其次，《梦粱录》也有：“遇新春，街道巷陌，官府差雇淘渠人，沿门通渠，道路污泥，差雇船只，搬载乡落空闲处”等讲究环境卫生方面的记载。

2. 在个人卫生方面，　祖国医学非常重视饮食卫生，“病从口入”是我国广泛流行的一句谚语，已充分说明我国人民对于饮食与疾病有着密切关系的深刻体会。他如《千金要方》云：“勿食生肉伤胃，一切肉惟须煮烂，”“原霍乱之为病也，皆因饮食，非关鬼神。”《金匮要略》亦说：“秽饭、馁肉、臭鱼，食之皆伤人……六畜自死，皆疫死，不可食之。”以及“果子落地经宿，虫蚁食之者，人大忌食之。”李时珍说：“凡井水有远从地脉来者为上，有从近处渗来者次之，其城市近沟渠，污水杂入者成硷，用须煮滚，停一时，候硷沉乃用之，否则气味俱恶，不堪入药、食、茶、酒也。”这些记载，告诉我们对食物和饮水，宜用新鲜、清洁或煮熟者。特别是对于消化道传染由饮食所致，非关鬼神的认识，不仅预防消化道传染病有决定性作用，还具有朴素的无神论的唯物思想。其次《千金方》教人“常习不唾地”，以养成良好的公共卫生习惯，他如古人所主张的常沐浴和入厕更衣等，都是我国的个人卫生优良传统。

3. 在消灭传染媒介物方面　防蚊如《公孙谈圃》里说：“泰州西溪多蚊，使行者按左右以烟熏之。”防蝇如汪期莲《瘟疫汇编》中记载：“……瘟疫大行，有红头青蝇千百为群，凡入人家，必有患瘟而死者。”并且有凡用逐瘟祛疫法的人家，可以不染瘟疫的说明。《通志略》更载有：“百部曰婆妇草，能去诸虫，可以杀蝇蠓”的方法。以上事实，足证祖国医学对消灭传染媒介物的经验，是丰富多彩的。

4. 在传染病人的隔离和消毒方面　《晋书·王彪之传》说：“永和末，多疾疫，旧制朝臣家有时疾染易三人以上者，身虽无疾，百日不得入宫。”这是对传染病接触者实行隔离的例子。《疫疹草》说：“家有疫疹人，吸受病人之毒而发病者为传染，兄发疹而豫使弟服药，盍若兄发疹而使弟他居之为妙乎？”这又是具体主张健康人同传染病人隔离的例子。其次，《肘后方》有六味薰衣香的衣服消毒法，《千金翼方》有小金牙散的鼻腔消毒法，《外台秘要》有辟温病粉身散的皮肤消毒法，《景岳全书》有福建香茶饼的口腔消毒法等。这些方法在当时都具有非常积极的消毒意义和预防价值。

更值得注意的是，我国种痘法发明很早。相传最初开始于宋代，而俞茂鲲《痘科金镜赋集解》则谓：“又闻种痘法起于明隆庆年间，宁国府，太平县，姓氏失考，得之异人，丹传之家，由之蔓延天下，至今种花者，宁国人居多。”可见在16世纪前后已应用很广而且有一定的成就。以后种痘法逐步改善，用时将痘苗连种七次，精加选炼，使成“熟苗”。这种通过连续接种和选炼多次来减低毒性的方法，证明祖国医学是随着时代的演进而不断有所发展的。由于种痘法的发明，当时引起外国的重视，17世纪，俄国曾派人来我国学习种痘，以后又传到欧洲的其他国家，已成为祖国医学在世界预防接种史上的实际贡献。

（四）祖国医学关于急性传染病辨证论治的规律

辨证论治是祖国医学治疗疾病的规律。祖国医学治疗急性传染病的指导思想就是建立在这个规律的基础上的。任何急性传染病的发生发展和转归的过程，往往是非常复杂而变化多端的，但也有其规律性。掌握疾病复杂变化和规律性，就可以进一步认识疾病的本质，更好地进行防治工作。

祖国医学在长期的临床实践中，通过运用望闻问切的四诊方法，结合三因、八纲的分析归纳，全面地观察疾病复杂变化的规律性，从而使这种规律性进一步提高为理论体系。例如：《伤寒论》之分六经，温病之分三焦和卫气营血，就是对疾病发展规律的整体认识。按疾病的始末表里浅深轻重的临床表现分成若干基本证候类型。不但反映了疾病发展的病理、生理上的共同性和必然性，并且反映了疾病发展全部过程中的阶段性和特殊性。六经、三焦和卫气营血三种辨证方法虽然不同，在临床时却都可以作为认识疾病的基本原则。

祖国医学将急性传染病概括成伤寒和温病两大类。伤寒的发展规律，为由表及里，由阳到阴；新感温病的发展规律，为由上到下，由卫分到气分到营分到血分；伏气温病的发展规律，为由里达表，由血分出营分达气分出卫分。因此，关于急性传染病的辨证，必须分清其证候属性和发展的道路，从而掌握其要领，才能有正确的治疗方向。但是，这只是指疾病的一般发展规律，有时还有特殊的情况，如《难经》“论温病之脉，行在诸经，不知何经之动也，各随其经所在而取之。”说明疾病发展存在有特殊性的一面。

急性传染病的辨证还不止此。人体有强弱，年龄有大小，时令有冬夏，气候有寒温，地域有燥湿，病邪有盛衰，均须仔细体会，才能达到因人制宜、因时制宜、因地制宜的灵活应变的治疗要求。

祖国医学把一切疾病特别是急性传染病的发病机制看作是一个“正邪相搏”的病理作用。所以疾病发展过程也就是“正邪相搏”的过程。一切疾病变化和规律，也就是“正邪相搏”的矛盾现象的反映。疾病一开始就存在正气与邪气相搏的斗争，只有邪气已去，正气进入恢复阶段，这一斗争才算解决。但解决的方式还要视“正邪相搏”过程力量的对比，如果邪气战胜了，就会导致死亡，正气战胜了，才能获得全愈，于是，扶正祛邪就成为临床的治疗总则和首要任务。

扶正祛邪并不是抽象的治疗概念，而是针对不同性质的疾病的合理运用。归根结底，必须在辨证论治的基础上，才能正确规定扶正祛邪的方法。在祛邪方面，对不同的邪气，用不同的方法来祛除，掌握邪气的性质及发展趋向，因势而利导；在扶正方面，对于不同的体质状况，也应给予不同的辅助方法，以及在疾病初期，祛邪即可以存正，疾病末期，扶正即所以祛邪等等，都是从这一准则出发的。

当然，祛邪扶正的目的，在于调整机体的矛盾统一。所以中医治病常常不是针对外来的病原体（对病因则极重视），而着眼于解决病人的内在矛盾。例如针灸能治疗疟疾，就是这个道理。如按现代病理生理学的观点，认为在发病学上疾病发生的基础有两个重要规律：“一、病因因素不一定自始至终存在于疾病过程中，也不一定直接引起疾病中的每一个现象，病因因素的存在，对于一切疾病的继续发展不是必需的，也就是说病因因素的作用，必须要通过形成发病链锁的机体生理系统才能实现的。二、同是一种致病因素，发病链锁的发展方向可能是不同的，因而引起疾病的变异性和多型性。”可见中医重视调整体内的统一是符合这种精神的。所以祖国医学在不同的致病因素引起相同的病理现象，可以用“异病同治”的方法，而同一的致病因素发展不同的病理变化，可以用“同病异治”的方法。

关于急性传染病的治疗方法，在祖国医学里面是极为丰富的，为便于临床的应用，选择樊开周先生《验方妙用》所列八法，介绍各法大意，供同志们参考。

1. 发表法　为治温热病之一大法。其大要不专在乎发汗，而在乎宣其气血，开其郁闭，郁闭在表，辛凉芳淡以发之，郁闭在半表半里，苦辛和解以发之，……必察其表无一毫阻滞，始为完善。并谓凡能发汗、发瘖、发疹、发斑、发丹、发痧、发瘄、发痘等方，皆谓之发表法。温热病首贵透解其伏邪，而伏邪初发，必有着落，着落在皮肉肌腠时，非发表则邪无出路。可见发表是祛除病邪从表而解，急性传染病初起必须用之，按发表法不外辛温发表和辛凉发表两端，急性传染病多属温热病之类，辛凉发表自是最为相宜的方法，但如夹有寒邪郁闭，辛温发表之法，亦不容有所偏废。

2. 攻里法　攻法者，解其在里之结邪。结邪为病，不一而足，大便闭结，大便胶闭，协热下利，热结旁流，四者之邪结在里，必须攻以解结。如结胸、水结、血结等里病，亦以解结为治。同时说明温热结邪，总属伏火，自宜苦寒泻火为正治。但必须辨其为毒火宜急下，风火宜疏下，燥火宜润下，痰火宜降下，食积化火宜清下，瘀血化火宜通下，水火互结宜导下等攻里法之大要。至其攻里之轻重缓急，宜以见证为主。

3. 和解法　凡属表里双解、温凉并用、苦辛分消、补泻兼施、平其复遗、调其气血等方，皆谓之和解法。按伤寒邪在半表半里，仲景用小柴胡汤以和之；温疫邪伏膜原，吴又可立达原饮以和之。可见和法多适用于邪居表里之间。温热伏邪，初起自内出外，每多因新感风寒暑湿而发。惟温病之发，因风寒者居多；热病之发，兼暑湿者为甚。兼风兼暑，其性阳，其气轻扬，伏邪反因而易溃；兼寒兼湿，其性阴，其气抑遏，伏邪每滞而难达。故一宜表里双解，一直温凉并用。其病每多夹并而传变，如夹食、夹痰、夹水、夹瘀之类，与伏邪互并，结于胸胁脘腹膜络中，致伏邪因之郁结，不得透发，不透发，安能外解。凡用双解法不效，即当察其所夹为何物，而于双解法中，加入消食、消痰、消水、消瘀等药，效始能捷，病始能去，故治宜苦辛分消。更有气血两虚，阴阳两亏，如吴又可所谓四损、四不足者，复受温热伏邪，往往有正气内溃，而邪愈深入者，亦有阴气先伤而阳气独发者，《内经》所云："温病虚甚死"，即此类也。故治宜补泻兼施。且有病人不讲卫生，病家不知看护，每见劳复、食复、自复、怒复者，亦有余邪未净，或由失于调理，或由故犯禁忌而见遗证迭出者，故治宜平其复遗，调其气血，为温热病中期、末期之善后要法。凡此和解之法，是在汗下温清消补中运用的，颇能适应急性传染病的复杂变化。

4. 开透法　凡属芳香开窍，辛凉透络等方，皆谓之开透法。一则去实透邪，一则补虚提陷。此为治温热伏邪、内陷神昏、蒙脱厥脱等危证之要法，急救非此不可。此等危证，虽由于心肺包络及肝肾冲督等之结邪，而无不有关于脑。因为热邪所蒸，湿痰所迷，瘀热所蔽，血毒所攻，则心灵有时而昏，甚至昏狂、昏癫、昏蒙、昏闭、昏痉、昏厥，而全不省人事，厥而不返，亦必内闭而外脱。治宜先其所因，解其所结，补其所虚，提其所陷，以复心主之神明。此开透法之所以出生入死而为最紧要最珍贵之良法。按急性传染病最多昏迷之症，开透诚为治疗的重要方法。

5. 清凉法　温热郁于气分为伏热，郁于血分为伏火，通称伏邪。热与火均宜用清凉法。当其伏邪外溃在表，法宜辛凉开达，使热从表泄，则辛凉发表即清凉法；伏邪内结在里，法宜苦寒通降，使火从下降，则攻里亦即清凉法；伏邪在半表半里，法宜双方和解，使热从表泄，火从里清，则和解即清凉法；若在表已得汗而热不退，在里已下而热不解，在半表里已和解而热犹不净，或本来有热无结，则惟清凉直折，以肃清其火而已。故清凉法可济发表攻里和解之不逮，四者之用，可合而亦可分。温热病当清凉者十之六七，故清凉法不可不细加讲述。

凡用清凉法，必先辨其为伏热、为伏火，热属气分，为虚而无形，如盛夏酷暑炎蒸，虽挥汗淋漓，一遇凉风即解，故人身之热，气清即退。至其清热之法，首用辛凉，继用轻清者，所以肃气分之浮热，终用甘寒者，所以滋气分之燥热。火属血分，为实而有物，其所附丽者，非痰即滞、非滞即瘀，非瘀即虫，但清其火，不去其物，何以奏效，必视其所附丽者为何物，而于清火诸方，加入消痰、化滞、去瘀、杀虫等药，效始能捷。如燔柴炙炭，势若燎原，虽沃以水，犹有沸腾之恐慌，必撤去其柴炭，而火始熄。故凡清火之法，虽以苦寒直降为大宗，而历代医方，往往有清火兼消痰法，清火兼导滞法，清火兼通瘀法，清火兼杀虫法者，皆所以清化火之所附丽之故。若无所附丽之火，但为血郁所化者，自以清其络热，宣其气机为第一要义。而时有苦寒复甘寒法者，甘苦化阴，以存胃肠之津液，使苦寒不致化燥；苦寒复酸寒法者，酸苦泻肝，善通孙络之积血，使络热转入气分而解；苦寒复咸寒法者，咸苦达下，一则清镇冲气之上逆，一则泻壮火而坚真阴。总之，凡温热病，宜于辛凉开达者，早用苦寒直降，则为误遏，冰伏其邪而内陷；宜于苦寒直降者，但用轻清甘寒，又只能清热，不能退火。虽然火散则为热，热积则为火，热与火只在散集之间，故清热散火，可分而亦可合，但其先后缓急之间，所用方法，界限必须分清。可见古人立法之严密审慎。

6. 温燥法　温热为伏火症，本不当用温燥。然初起客寒包火，致伏邪不能外达，不得不暂用温燥法，如羌苏饮、芎苏散之类。亦有湿遏伏火，抑郁太甚，致伏邪不能外出，不得不暂用辛燥法者，如藿香正气散、九味羌活汤之类。一经寒散热越，湿开热透，即当转用他法以速清其伏邪。此即在表兼寒兼湿立温燥法之本意。更有初起夹水气症，在表则纯用辛凉发散，则表必不解，而转见沉困；有里症不可遽用苦寒，若早用苦寒，则里热内陷，必转加昏蒙，此水气郁遏伏邪，阳气受困，宜于发表清里药中加温燥之品以祛水气，迨水气去，郁闭开，然后议攻议凉，则无不效；又有夹冷食伤胃，往往有脉沉肢冷者，若胸膈痞闷，舌苔白厚，益为食填膈上之明证，即当用温化燥削，如加味平胃散、沉香百消粬之类。甚则用吐法以宣之，如椒梅汤、生萝卜汁等，使膈开而阳气宣达，然后伏邪外溃，或当解表，或当清里，自无误治。但有以此等兼夹症，每用温燥药见功者，遂相讼清热泻火之非，归咎于冰伏凉遏之弊，不知温热乃其本气，兼夹乃其间气。故不可拘执兼症夹症之用温燥法见功，遂并其温热本症之当用清凉而一概抹煞。若并无兼症夹症，而邪深入里，失于攻下，致热深厥深，反欲拥被向火，凛凛恶寒，身冷肢厥，而二、三处独见火症，如目大小眥赤，舌苔黄黑燥，小便黄赤涩痛，大便稀黄极臭，或下利鲜血，此皆热深阳郁之象，当以温燥通郁为主，佐以辛凉透热，使里气通而郁阳发，反大热而烦渴，即转机而用清用下，以收全功；又如湿温湿热，方伏于膜原，未经传变之时，胸膈必多痰滞，有见其躁烦而过用知、膏、芩、连者，有因其作渴而遽用生地、麦冬者，有病者自认火症而恣啖冷水、西瓜、梨、荠太早者，皆能抑郁阳气，壅闭伏火，火遏于中、下二焦，停痰滞于上焦，每见恶寒胸痞，甚则烦渴昏谵，宜先以宣导痰滞为主。以上温化之法，特救药误、食误，非治温热正病。则知温燥一法，为应变救逆而设，以治急性传染病，非有真知灼见，不可滥用，但亦不可因循贻误，当用而不用。

7. 消化法　消者去其壅也，化者导其滞也。凡人气血所以壅滞者，必有所因，先其所因，而坚者削之，此即消化之法也。并谓用宜得当，不可诛伐无过，温热伏邪，临时每多夹食、夹痰、夹水、夹瘀、夹虫之故，必须消化之，乃得其平。

8. 补益法　温热伏火症，本不当用补益法。然《内经》云：精气夺则虚，虚者补之，冬不藏精，春必病温，温病虚甚死，当实其阴以补其不足。此即后贤治四不足与四损者，复病温热，创立先补后泻，先泻后补，补泻兼施之法的依据。况温热诸症，每有屡经汗下清解而不退者，必待补益而始痊。此由本体素虚，或因素有内伤，或为病药所残，自当消息其气血阴阳，以施补益之法，温热虽伤阴分血液者居多，然亦有凉药太过，而伤阳气者，则补血补阴，补气补阳，又当酌其轻重，不可偏废。凡屡经汗下清和，热退而昏倦痞利不止者，当补阳气以培元，所谓驱邪必先扶正，正足邪自去也。急性传染病如宜用补益之时，总宜清补、平补、调补、食补为妥。

以上八法，对于急性传染病，前五法为必用的重要法则。温燥法则于变症、误证时选用，消法则有时宜用，补益法亦急性传染病善后不可缺少的步骤。但仅拘于八法，不知通变，也是不善于掌握辨证论治的规律的表现。因而就不能达到提高治疗效果的最终目的。惟善辨证者必善于施治，善于施治者必善于用法和选方遣药。只有这样，才能发挥祖国医学治疗急性传染病的应有作用。

（五）十年来祖国医学关于急性传染病的防治成就

伟大的中国共产党和人民政府，向来就重视祖国医学遗产，运用辩证唯物主义和历史唯物主义的原则，正确估计了祖国医学的科学性和对人民保健事业的应有贡献。10 年来由于党和人民政府的重视和关怀，卫生部门认真贯彻继承、发扬祖国医学遗产的中医政策，使广大的中医提高了政治觉悟和政治地位，在中西医亲密团结和合作下，发挥了社会主义积极性，在预防接种、防汛救灾、抗涝救旱、巡回医疗和爱国卫生工作中，贡献了巨大的力量。特别是西医学习中医后，广大中西医共同进行祖国医学的临床研究，收获尤大。根据全国的经验证明，中医对各种急性传染病的治疗是有很高疗效的。

10年来祖国医学关于急性传染病的防治成就是巨大的。现举数例如下：用中医辨证论治的原则，治疗流行性“乙型”脑炎，证明疗效很好，目前全国将进一步研究其机制。对细菌性痢疾，上海第十一人民医院用白头翁汤进行治疗，不但效果满意，而且无副作用；重庆市第一中医院用芍药合剂治疗46例，亦全部治愈；安徽省合肥人民医院用马齿苋煎剂治疗87例，有效率达96%左右。流行性感冒，广州市第二人民医院曾制定两个合剂，患者虽热在39℃以上，服一剂药后都迅速退热，预后良好。1957年，河北省天津区防疫队，曾用中药方剂银翘解毒丸预防流行性感冒，效果很好。此外，对百日咳、白喉、小儿麻痹症、猩红热、肺炎和麻疹等10余种急性传染病，都有较好的疗效。通过上面一些例子，已足说明，只有在社会主义的优越制度下，祖国医学才有光辉灿烂的今天。

下面仅将我院治疗几种急性传染病的初步临床研究资料向大家汇报，希中西医同志予以批评指正，以便作进一步的提高。

1. 小儿麻痹症　1958年北京市小儿麻痹症的发病情况比较增高。我院内外科研究所在北京儿童医院接受治疗病例400余例。因部分病历下放，有些材料未能取得，仅就190例比较完整的材料加以总结，有效率为100%。证明治疗愈早，疗效愈高。我们治疗本病的原则，在急性期，按照治伤寒和温病的理论，根据具体症候，用加味葛根芩连汤、越婢汤、麻杏石甘汤、局方至宝丹、安宫牛黄丸及紫雪之类；在恢复期，则按杂病法治之，如加味金刚丸、回天再造丸之类。其中以加味金刚丸和加味葛根芩连汤为主要方剂。

2. 传染性肝炎　我院内外科研究所于 1957 年曾与某部队医院合作治疗 103 例患者，有效率为 97.8%。鉴于传染性肝炎多有黄疸的临床症状，我们就根据古人治疗黄疸的经验，从而辨证施治。重庆市第二医院、厦门市第一医院、浙江中医院及我院均一致认为传染性肝炎的发黄性质，无疑是属于黄疸病的阳黄这一类型的。阳黄的成因主要由于湿郁生热，湿热壅遏，熏蒸肌膜所致。故治疗本病原则，各地均以清热利湿为主。我们依照临床的特点，分作以下三个治疗原则：

(1) 中气实者多热重于湿，病多发在阳明胃经，临床表现为阳明胃热症状，发热头胀，口烦渴，腹胀满，大便燥结，小便短赤，舌苔干黄，脉数有力。宜用苦辛淡渗兼通泄法。

(2) 中气虚者属湿重于热，病多发在太阴脾经，临床表现为脾湿症状，有四肢困倦，胸膈痞满，胃纳锐减，口淡无味，大便溏薄，舌苔灰白而厚腻。其治则如湿渐化热而未化火者，用苦辛淡温法；已化火者，用苦辛淡清法。

(3) 肝脾肿大，则用通络化瘀、行气活血之法。

按上述治则，结合辨证论治，将治疗方药又分为四种类型：

①发热而黄疸显著者，湿热均重。若热重于湿的可用茵陈蒿汤、栀子柏皮汤、黄芩滑石汤；若湿重于热的可用茵陈五苓散、胃苓汤等；若有高热症状者，可采用甘露消毒丹等。

②胃肠症状显著者，以渗湿益胃健脾为主。采用八正散、胃苓汤、温胆汤等；热重者加黄连、木通、车前子、黄芩之类；湿寒重者加白术、砂仁、肉桂等。

③肝脾肿大者可用化坚丸、青蒿鳖甲汤、鳖甲煎丸、柴胡桂枝汤之类。

④肝功能不正常用无明显症状者，用化坚丸、温胆汤加健脾胃之品，往往可使肝功能恢复。

如上所述，证明中医治疗传染性肝炎是完全有条件的，而且疗效是满意的。

3. 流行性乙型脑炎　1956 年北京因气候偏湿，本病发生后，运用石家庄的经验，开始不能全治，针对这种情况，我院在石家庄用暑温方法治疗脑炎的原则上，加入芳香化湿之法，很快使病人转危为安，提高治疗效果，从而使我们对脑炎的认识，丰富了偏热偏湿的气候因素和进一步体会中医辨证论治的优越性。1957 年和 1958 年我院除继续参加北京市脑炎重症病人的会诊工作外，也组织了一个治疗小组，以 1958 年疗效为较好，收治病人 12 例，无 1 例死亡，亦无后遗症。我们根据临床经验有以下三点体会。

（1）本病属暑温范畴，且应注意偏热偏湿的自然气候对本病的影响。亦即注意人体与自然环境的统一性。

（2）“清热解毒养阴”和“辛凉为主”的治则，是石家庄市的宝贵经验，可以进一步加以肯定。但必须时时运用祖国医学辨证论治的原则，是提高治疗效果的关键。

（3）根据温病理论体系，制定系统的治疗方法，如辛凉透邪、逐秽通里、清热解毒、镇肝息风、开窍豁痰、通阳利湿、益胃生津和清燥养阴等八法，是我们的实践认识的新发现。

4. 麻疹、疹后肺炎和病毒性肺炎　1958 年冬季，我院附属医院，收治 100 余例，疗效相当满意。我们根据“病毒侵犯肺卫”为主的辨证基础，拟订临床四法——宣透、表里两解、清热养阴和生津固脱等法。对今后开展本病的治疗，很有参考价值。

5. 中毒性痢疾　我院附属医院，曾收治 11 例病人，除 1 例在 24 小时内未见好，死于呼吸麻痹外，10 例均获全愈。我们体会本病属暑毒为病，由于暑邪内袭，郁蒸中焦，迅速犯及心包，出现高烧、昏迷、抽风三大证候。此时全属暑邪内闭，秽毒交蒸，虽有表证，实非表邪，治法应芳香逐秽、清热解毒、开窍息风，三者同时并用。尤应注意的是，患儿面垢昏闷，脉象匿伏，按之不得，此为热厥脉厥之象，乃毒邪内陷已极，此时当舍脉从证，直宜解毒息风，不可执脉论证，坐误病机。所用方剂，如葛根黄芩黄连汤、白头翁汤、局方至宝丹、安宫牛黄丸之类。

以上报告，请予批评指正。

（原载《全国急性传染病学术会议资料选编》上册）

二、流行性感冒辨证论治的一般原则

蒲辅周

流行性感冒是传染性极大的疾病，也可以说是一个世界性的急性传染病。到目前为止，资本主义国家对流感的防治仍然没有可靠的方法。而我们采取了积极防治的态度，所以近年来我国人民在与流感作斗争的过程中，取得了很大成绩，也获得了很多的经验。这些经验和成绩是在党的正确领导下，依靠群众，贯彻预防为主和团结中西医的方针，采取中西医合作的综合性措施而取得的。为了更好的发挥中医的作用，进一步探讨中医对流感辨证论治的一般原则，防治流感的流行，保障人民的健康，是有现实意义的。

（一）流行性感冒的辨证规律

祖国医学古典著作之一的伤寒论，近来很多学者都认为包括流行性感冒在内的一类有关急性传染病的临床经验和理论总结。后世各家有关类似流感的论述颇多，不但辨别了流感证候，而且对流感的传染性及其防治方法也有丰富的知识。

在流行期间，诊断流感虽较简单，但在非流行期间，诊断颇属困难。因有多种疾病，其临床症状极似流行性感冒。所以，关于流感的发病因素、流行季节、发病过程及其分类等问题，亦即掌握流感的辨证规律问题，是防治流感的重要关键。

1. 流行因素　流行性感冒的病原体是滤过性病毒。但是，因病毒有不同类型以及病毒的变异等问题，从而增加了流感流行规律的复杂性。祖国医学虽对病原体尚没有直接观察到，但已注意其自然环境、气候的外在因素，和这些因素对流感流行规律的影响。例如：

(1)“此证因春夏秋三时，感冒非时暴寒所致，多见恶寒发热，头痛，骨节疼，无汗，或呕逆恶心等证，其脉人迎多浮紧，亦有弦数者。”(《中国医学大辞典》感冒条)

(2)“此证多由天时凉暖不一，风邪由口鼻吸入，郁于肺经，而见鼻塞声重，时流清涕，咳嗽自汗等症；甚者头痛身热，痰壅气喘，声哑咽干，脉浮而数，易于传染。”(《中国医学大辞典》伤风条)

(3)“凡人偶受风寒，咳嗽涕出，俗语谓之伤风，乃时行之杂感也。”(徐灵胎)“夫时行气病者，此因岁时不和，温凉失节，人感乖戾之气而生，病者多相染易，故予服药及为方法以防之。”(《巢元方》)

由上述三点可见，古人所谓“暴寒”、“风邪”、“时行乖戾之气”，虽非明指病毒，但可以说明这些因素是引起流感流行的诱因。同时，还认识流感是由呼吸道传染及其容易引起流行的发生和预防的方法。

2. 流行季节　祖国医学谓“春应温而反寒，夏应热而反冷，秋应凉而反热，冬应寒而反温，并其时而有其气，是故一岁之中，病无少长，率相似者，此则时行不正之气也。”说明四时非时之气均能引起疾病的流行。但亦有不因非时之气而发病的，即所谓六气外感为病。所以对流感的辨证，在因时制宜的情况下，既要分析非时之气，又要分析当令之邪。例如：冬日为寒水正令，单衣薄被，感冒寒邪，多恶寒、发热、头痛、无汗、脉浮紧，此即当令之寒邪为病；若气候反温，感其气而发病者，则为非时之气为病，当于冬温法中求治。春日为风木主令，春日感冒风邪，若初起微恶寒，后则但热不寒，头胀、身痛、口渴、咳嗽，或自汗，脉浮数者为风温，亦当令之邪为病；若寒水之气未尽，或气候骤寒，感之而发病者，则又为非时之气为病，当于感冒寒邪法中求治。至于夏日则多属热属暑，长夏则多兼暑兼湿，秋日则燥气偏胜，而燥又有两种性质，一属于凉，一属于热，因之有凉燥和温燥两种不同的类型。以上根据时令不同，寒温各异，则四时流感亦因时变化，而表现不同的证候类型，在临床上，“审察病机，无失气宜。”自能收到“必伏其所主，而先其所因”的治疗效果。

3. 发病过程及其分类　流感的发病过程很短，病势发展很快，一般1～2天症状达最高峰，各种症候可渐次消失，遗留极度虚弱和劳动力的降低。单纯型的流感很少迁延5～7天以上。有时在第3～4天，体温下降，病即好转。有时，1～2天后体温又复升高，病情加重，呈现双峰型的体温曲线。极轻的病例，整个病程持续1～2天，病人并不卧床。极重的病例，有时病情呈现各种全身中毒征象，甚至呈虚脱，亦有的很快死亡。

流感的临床表现是多样性的，因而就有许多分类的方法。基本上可分为单纯型、混合型及继发性感染的三种病型。

按照中医特点，需要结合流行因素及发病季节，加以归纳分析，若其时仅为当令之邪，或因感寒，或因受风，而不兼其他因素者，则发病多为单纯型的感冒，若其时气候不常而杂感不正之气者，则发病的变化复杂，多为混合型的感冒。同时，体质有强弱，感受有轻重，年龄有大小，地区有燥湿，以及病毒侵犯的部位各有不同，如有太阳证的，头痛发热，脉浮恶寒；有阳明证的，鼻干目痛，发热，项背强，口渴汗出；有少阳证的，口苦咽干，往来寒热，胸胁满，喜呕；亦有三阳并见，但以某经证多，则加某经之药。间有直中三阴。又以所犯何经，循经治之者。此外，尚有感冒夹食、感冒夹痰，等等，均须仔细辨别（夹食加消食之品，夹痰加化痰之品），则疾病自无遁情。至于流感的继发证，则以肺炎为常见，又须视其继发感染情况，或属治疗不能及时，或属调理失于谨摄，随证治之，适宜为度。

（二）流行性感冒的治疗原则

我们知道，流感总属外感的疾患，治疗流感的原则也就总不外乎解表为主，而解表法又应分辛温解表和辛凉解表两大法则。根据流感的发病因素和季节，区别宜温宜凉，再辨其有无兼夹，自能执简御繁，得其要领。

1. 冬日流感的治疗　冬日流感可分感冒寒邪（同伤寒治法）和应寒反温感受非时之气（同冬温治法）二类。

（1）感冒寒邪：恶寒、发热、头痛、身疼、脉浮紧、无汗、舌白、口不渴、舌质不红，可予麻黄汤；发热、头痛、身疼、项背强、脉浮长无汗，可与葛根汤；往来寒热、口苦咽干、胸胁满、目眩喜呕、脉浮弦，可与小柴胡汤；恶风寒、头痛身酸、胸闷不渴、舌苔白、脉浮，可与荆防败毒散；恶风寒而咳嗽、身微痛、舌苔白、脉浮而体虚者，参苏饮可与之。以上虽同是辛温解表的方法，但见症不同，体质有异，故处方用药，应区别对待。

（2）感受非时之气：发热甚、微恶寒或不恶寒、头痛鼻塞、舌苔白或微黄、口微渴、脉浮数，宜葱豉桔梗汤凉解之；若发热微恶寒、无汗或有汗不彻、微烦、面微赤、目微红（面赤色者，阳气拂郁在表之象）、口渴、舌苔白或微黄不燥、舌质色红而不绛、脉浮数兼紧，兼见咳嗽气急者，乃内热为外寒所遏，脉气受制，属寒包火，宜凉散之剂，麻杏石甘汤可与之；若体虚感冒冬温，咳嗽咽干、发热头痛，加味葳蕤汤可以选用。以上是微辛凉解表的方剂，因冬日虽应寒反温，但仍主寒水司令之时，选方不宜纯用辛凉苦寒，宜辛凉宣透（表1）。

2. 春日流感的治疗　可分感温风之气（同风温治法）和非时之寒（同寒疫治法）二种。

（1）感冒风邪：发热不恶寒或微恶寒、口不渴或微渴、头

表1　冬日流感方剂表

立法	方　名	药　品　组　成
辛温解表法	麻黄汤	麻黄、桂枝、杏仁、甘草
	葛根汤	葛根、生姜、甘草、芍药、桂枝、麻黄、大枣
	小柴胡汤	柴胡、黄芩、人参、甘草、生姜、半夏、大枣
	荆防败毒散	荆芥、防风、羌活、独活、柴胡、前胡、桔梗、枳壳、赤茯苓、川芎、人参、甘草、生姜
	参苏饮	苏叶、陈皮、半夏、茯苓、甘草、前胡、桔梗、枳壳、生姜、西党、葛根、大枣
微辛解表凉法	葱豉桔梗汤	葱白、豆豉、山栀、苦桔梗、薄荷、青连翘、甘草、竹叶
	麻杏石甘汤	麻黄、杏仁、生石膏、甘草
	加味葳蕤汤	葳蕤、葱白、桔梗、白薇、豆豉、薄荷、炙草、大枣

注：药量应根据患者年龄、病情和体质强弱而确定（以下同）。

痛、有汗或汗不彻、或微咳、舌苔薄白、脉浮数，或用辛凉平剂银翘散主之，或用辛凉轻剂桑菊饮主之。按风为阳邪，春则温暖，本《内经》"风淫于内，治以辛凉"之义，故用"辛凉解表"之正法。

（2）感冒寒疫：恶寒发热、头痛身疼、胸闷不饥、无汗、舌白脉浮，用香苏饮，或复以葱豉汤。恶寒发热或寒战、头痛、全身酸疼、咳嗽、无汗、口不渴、舌白而秽、不思食、脉浮紧或浮弦，可与十神汤，或苏羌饮（表2）。

表2　春日流感方剂表

立法	方　名	药　品　组　成
辛凉解表法	银翘散	银花、连翘、桔梗、薄荷、竹叶、甘草、芥穗、豆豉、牛蒡子、苇根

续表

立法	方名	药品组成
辛凉解表法	桑菊饮	桑叶、菊花、杏仁、桔梗、薄荷、甘草、连翘、苇根
微辛温解表法	香苏饮	苏叶、香附、陈皮、甘草
	葱豉汤	葱白、豆豉
	十神汤	麻黄、葛根、紫苏、香附、橘皮、芍药、川芎、白芷、升麻、甘草、生姜、葱白
	苏羌饮	苏叶、羌活、防风、陈皮、淡豉、生姜、葱白

3. 夏日流感的治疗　夏令多热，感冒则头痛身酸、发热、口渴、无汗、舌白、脉浮数，可用银翘散加杏仁、滑石；发热、口渴、心烦、头痛、有汗，可用银翘散去芥穗、牛蒡子加杏仁、黄芩、生石膏；渴甚者加花粉；胸膈闷者加藿香、玉金；小便短者加栀子或加六一散。若发热头痛头胀、恶心呕吐、胸闷身倦、腹痛下利、舌白滑或微腻、或渴或不渴，乃暑秽及夹食，可与藿香正气散。

4. 长夏流感的治疗　这一季节，兼暑、湿、风三气。尤多暑湿并胜。如伤暑感冒，表实无汗、发热头痛、舌苔白、面赤口渴、右脉洪大，宜新加香薷饮；若舌尖红，可加黄连少许，小便短，亦可加六一散。如感冒暑湿，恶心呕吐、头晕身痛、倦怠乏力、腹泻不思食、发热口不渴，宜六和汤。如感冒湿胜，头痛如裹、身重、骨节酸疼、舌白苔滑、不渴不饥、脉濡、午后热甚，宜三仁汤。若脉缓身痛、舌苔黄而滑、渴不多饮、或竟不渴、汗出热减、继而复热，乃内蕴水谷之湿，外复感受时令之湿，黄芩滑石汤可与之。如风湿上冲、头痛脊疼、项如折，羌活胜湿汤可以选用。

按四时感冒，在夏季，特别是长夏，风、暑、湿、火兼而有之，因此流感所感受的各有不同，所以治疗方法也就有辛凉透邪、芳香清化、通阳利湿等等，我们在应用于临床时，必须掌握病机，灵活运用（表3）。

表3　夏日、长夏流感方剂表

方名	组成药品
六一散	滑石、甘草
藿香正气散	藿香、腹皮、白芷、茯苓、紫苏、陈皮、白术、厚朴、桔梗、半夏、甘草、生姜、大枣
新加香薷散	香薷、厚朴、扁豆花、银花、连翘
六和汤	藿香、砂仁、厚朴、扁豆、木瓜、人参、白术、茯苓、半夏、甘草
三仁汤	杏仁、滑石、通草、白蔻仁、竹叶、厚朴、生薏苡、半夏
黄芩滑石汤	黄芩、滑石、茯苓皮、大腹皮、白蔻仁、通草、猪苓
羌活胜湿汤	羌活、独活、藁本、防风、蔓荆子、川芎、甘草

5. 秋日流感的治疗　头痛、恶寒、发热、鼻塞嗌干、咳嗽稀痰、脉弦无汗，此属凉燥，杏苏散主之。头痛、身微热、口微渴、微咳有汗，桑菊饮主之。头微胀、目不清、口微渴、干咳，余邪不解者，清络饮主之。咳嗽无痰或痰少而黄、咽干、口渴、舌红无苔、脉数，清燥救肺汤可与之（表4）。

表4　秋日流感方剂表

方名	药品组成
杏苏散	苏叶、半夏、茯苓、前胡、桔梗、枳壳、甘草、生姜、大枣、橘皮、杏仁
清络饮	鲜荷叶、鲜银花、西瓜翠衣、鲜扁豆花、丝瓜皮、鲜竹叶心
清燥救肺汤	石膏、甘草、霜桑叶、人参、杏仁、胡麻仁、阿胶、麦冬、枇杷叶

以上是四时流行性感冒的一般治疗原则。可以前后互参，分别运用，不必拘泥。所列的方法与方剂，仅作临床的参考，必须因人、因地、因时，增减化裁。另外，如元素九味羌活汤、海藏神术散、苏沈九宝汤等等，均是流行性感冒可以选用的方剂。因为祖国医学是非常丰富的，非一方一法或几方几法所能尽其治疗流感的应有作用。

三、麻疹、疹后肺炎和病毒性肺炎中医辨证论治的体会

蒲辅周

麻疹和肺炎是两种传染疾病，小儿尤易感染。1958 年冬，我们曾协助儿童医院对麻疹、疹后肺炎和病毒性肺炎的治疗工作。虽然为时尚短，治例不多，但从实践工作中，结合以往的经验，我们获得如下初步体会，现在简要介绍出来，供同道们参考，不当之处，希予指正。

(一) 麻疹、疹后肺炎和病毒性肺炎的辨证规律

1. 麻疹、疹后肺炎的辨证　麻疹，中医认为是受不正常之气而发生的，故有称之曰毒气、邪气、温麻、温疹等，多发生于小儿，成人则不常见。

2. 辨时令　麻疹是春季常见疾病，冬、夏、秋三季则少发生。春季麻疹，与夏暑、秋燥、冬寒时间所发生的麻疹不尽相同，故治法亦有同有异，所同者均宜宣透，所异者则根据三时气候之燥暑湿寒而酌增苦辛或苦辛微温的方剂。

3. 辨证型　麻疹与瘢、疹不同，麻疹出于皮外，形大色淡，以手摸之应指，其形有如花瓣，毒盛则颜面皮肤皆肿。瘢则形如锦纹，成片，平在肌肉。疹则形为小红点，存于皮膚之内，摸之无痕迹不应指。但是三者也有同时并见的，有麻疹夹瘢的，有麻疹夹疹的，临床上必须仔细检查和区别，则治疗方不致混淆。

4. 辨疹原和疹之特征　麻疹与瘢、疹，三者虽同是热性

病，但祖国医学认为，麻疹则是由胃经而肺经，出于肤表。所以初起发高烧，有咳嗽、四肢清冷、目赤喷嚏等现象，甚则气粗心烦。瘢则出于阳明经，形大，由肌肉而达皮肤；疹则出于心营，形小，而隐于皮内。后二者俱无喷嚏咳嗽，皆由热病失表失透，其邪不得外达，表郁内闭。简言之，即热蕴于阳明则发瘢，走于心营则发疹；且瘢与疹，治以清气、清血之法，于消失后无痕迹可验，而麻疹其色虽退，热平身和，尚有痕迹可验。麻疹一日有三潮，即如潮之有汛，一日发生三度红润，瘢与疹则不潮。

5. 辨顺证逆证及续发证　麻疹、瘢、疹三者均须“出要周匀，没宜徐缓”。红润透发者为顺，紫黑不透者为逆。麻疹多有肺炎绩发证，瘢、疹则少有肺炎绩发证。麻疹后併发肺炎其因有二：一失于调护，一失于治疗。邵仙根曾说：“治疹之法，不外辛凉宣透，宣肺化邪……大忌冒风凉遏，犯则肺闭内陷，发喘而死。”认为疹后肺炎是由冒风和过用凉遏引起，并且是非常严重的症状。如果护理谨严，治法得宜，而仍绩发肺炎者，则因毒盛所致。王肯堂说：“疹退之后，微微咳嗽者，此余毒未净也；若咳甚喘气，连声不住，甚至饮食汤水俱呛出者，此毒盛乘肺而然也。”疹后肺炎，当以宣透解毒为治。

6. 病毒性肺炎的辨证　肺炎一证，四时皆有，现代医学因肺炎致病原因和肺病理变化部位的不同，将其分为细菌性、病毒性、大叶、小叶等多种。1958 年冬，我们所参与治疗者，经病理解剖结果，证明多为病毒性肺炎，故虽用多种抗菌素，但不能收到预期的疗效。中医本无肺炎这个病名，但在古代文献中，记载的肺气喘满、咳逆上气、气促气紧，及马脾风之类，与现代医学所称肺炎的症状都很近似。《内经病机十九条》说：“诸痿喘呕，皆属于上。”“诸气膹郁，皆属于肺。”这些认识，亦与现代医学认为肺炎的病理变化在肺是相符的。肺炎发于冬日，中医认为是内火与外寒相搏，肺金受制，失于清肃，气不下降，三焦决渎失职，以致饮邪上逆，造成极为严重的结果。

7. 辨表里　肺炎初起多在表在上，亦即在肺在卫，其症为发热无汗，面赤，口渴或不渴，气喘咳痰，舌苔薄白或微黄，脉浮数或右大于左。此时当治上不犯中，治表不犯里。迨至在卫不解，转入气分，即传胃传里；其症多见口渴鼻干，舌红苔燥，气粗息促，喘逆膈动，烦躁不安或大便不通，小便短赤。此时仍宜清气，由气透卫，慎毋犯下，诛伐无过。

8. 辨虚实　实为邪气实，虚为精气脱。首先应注意病人的体质，其次应注意病邪之轻重，病邪轻而体质强者易治；病邪重而体质弱者治疗颇难。

（二）麻疹、疹后肺炎和病毒性肺炎的治疗原则

1. 关于麻疹的治疗　麻疹由胃出肺，前面已经分析，其治疗原则，古人立有“疹宜清凉”的明训，不能与瘢、疹相混，但这只是言其一般规律性，临床上还必须因人因时灵活掌握。

（1）自大寒至春分节前，天气虽渐温和，但冬令寒水之气尚未去尽，时有骤寒发生，由于气候乍寒乍暖，小儿感受之后，初起嚏泪发烧、手足清、耳凉、思睡、不思食，即是麻疹将出的表现。亦有烧过一天，即行退烧，有时手足心与额角微热，有时不热，有时表情不快，等等，也是麻疹的前期症候。此时最好节制饮食，避免油腻生冷及户外伤风受寒，使肠胃不受阻滞，肺卫不受外邪，麻疹自然易出，出亦轻松。如系婴儿，哺乳量亦宜减少，宜多予开水。治法，宜辛平微温之剂透之发之。如患儿舌苔薄白，舌质淡，可与杏苏饮加葱白、前胡、牛蒡子、升麻、葛根等；如舌苔白腻而厚，舌质红，此必挟有食滞，用前方加莱菔子、建曲、前胡、葱白等；如苔白腻微黄，宜桑菊饮加葱豉、牛蒡子；如舌苔黄腻，目赤心烦，气粗息促，此属表里郁闭，必须用麻杏石甘汤加僵蚕、牛蒡子、桔梗、葱、豉之类。这些清宣凉解之剂，使麻疹之毒自上自卫而解。至麻疹已出三日，下至足跗，此为邪透，虽间有大便日夜泻下二三次，乃是里热下行，切勿止泻。并且不可过用苦寒以伤胃气。若胃气受伤，余热内陷不化，致使低烧久稽不退，或内热复炽而体温再起，易成疹后肺炎；亦有因受凉邪与内热结合而成疹后肺炎。无论前者后者，若病人体实，尚易挽救。若遇体虚，终多内闭外脱之危险。所以麻疹出后三日，虽已全透，体温虽已降低，仍宜宣透，清解余毒，预防内陷。若既内陷，虽见昏迷，但不似手厥阴症状，病犹在肺，用药应选银花、连翘、花粉、寸冬、知母、玄参、竹叶、石膏、黄芩、苇根、葱白之属；津伤加玉竹、粳米；若内陷后，热灼津液，气急痰鸣，金不制木，发现抽搐者，用竹叶石膏汤兼送牛黄抱龙丸以清热化痰为主。但病势至此，气液两伤，多难挽救。若因麻疹尚未透齐，因感风冷而收，造成神迷气促，心烦面青，四肢逆冷，种种危候，急宜凉解法。本古人“火郁发之”的意义，用栀子豉汤加葱白、竹叶、苇根以宣发郁火外达，迟则内饮上逆，痰阻胸膈，呼吸迫促，循环阻碍，而心脏受胁，即成内闭外脱。《经》曰：“出入废则神机化灭，升降息则气立孤危。”即此之谓。

（2）自春分至立夏节，正值春末夏初，天气渐热，此时所发麻疹，治法仍以宣透为主，稍佐苦寒生津之品，如黄芩、花粉等药。若麻疹出透，而仍见目赤，齿出血，鼻衄，可用犀角、细生地。且在此季节，多于麻疹之中夹疹（出于心营），故可用解毒凉血之药。

（3）自立夏至夏至节，乃三焦火甚之时，麻疹治法，清宣同上，但应当注意治以辛凉佐以苦寒稍重，且此时麻疹多夹瘢夹疹，须俟麻疹出透，再加犀角、细生地以清血热。但务必用细生地或鲜生地，勿用干生地，取其凉而不滞。

（4）自夏至至立秋节，此时气候上热下湿，为湿热交蒸的暑令。间有麻疹发生，若属热甚，症见心烦口渴，目赤气粗的，以白虎汤加竹叶、苇根清解宣透；若属湿甚，症见舌白不渴而心烦的，以通阳利湿法宣之渗之，如茯苓皮、桑皮、冬瓜仁、苡仁、竹叶、连翘、苇根、通草、栀子、豆豉、葱白、滑石之类。

(5) 自立秋至立冬节，为燥金司令，天气渐凉，治麻疹之法，以辛凉为主佐以辛平之药，如桑菊饮加葱豉，或杏苏饮加连翘、竹叶、葱白。

(6) 自立冬至小寒节，此时麻疹当以冬温法治之。即“治以苦温，佐以辛凉“的原则。如症见发热、嚏泪、咳嗽，可与葱豉桔梗汤。如症见舌白咽红，以麻黄杏仁甘草汤佐前胡、桔梗、僵蚕、连翘、竹叶、葱、豉之类；如症见气紧心烦面赤目红，属表气郁闭，疹不出达，以麻杏石甘汤佐药同上；至麻疹出透则宜清里，但仍以合乎透达余邪的要求为宜。若火郁于肺，痰阻音哑，宜用清泻法，如诃子、马兜铃、射干、苇根、竹叶、枇杷叶、寸冬、桑皮、冬瓜仁、杏仁、葱白等。

上述六节，因发病季节不同，治法各有同异。若不明所因，则不能伏其所主，治麻疹如此，治疹后肺炎亦如此，即治其他温病亦莫不如此。

2. 关于疹后肺炎的治疗　前面虽已概括论及，为了临床更好掌握，现再选录吴坤安著作中的类似疹后肺炎的条文七则，供参考：

(1) 痧透后，痰多气急咳嗽者，余热郁于肺也。宜宣之开之，如栀子、豆豉、桑皮、杏仁、桔梗、枯芩、薄荷、象贝、蒌皮、通草、苇根之类。

(2) 如痧疹虽透，而咳嗽声哑喉痛者，此痧毒不能尽发郁于气分也，亦宜宣通肺气，如前胡、桑杏、连翘、牛蒡、射干、薄荷、银花、甘草、桔梗、通草、黄芩、苇根之类选用。

(3) 凡痧瘖透发不尽，毒邪干肺，喘急昏闷者，危症也，宜急透之。焦麻黄八分，生石膏四钱，杏仁二钱，牛蒡子一钱五分，连翘、枯芩、象贝各一钱五分，薄荷、桔梗、犀角尖各八分，生甘草四分，通草一钱，苇根一握。

（4）痧后咳嗽，余热在肺也，宜泻白散加贝母、橘红、杏仁、枯芩、知母、花粉、甘草、桔梗、梨浆之类清之。

（5）凡痧瘖等症，外虽透达，易隐易回，而身热不除，渐加喘咳，腹胀咽痛，喉哑龈烂，神昏欲寐，或兼赤痢等症者，此系失潮，伏邪在内，危症也，急宜散邪解毒，如犀角、连翘、牛蒡、射干、玄参、杏仁、楂肉、人中黄、净银花、通草之类。

（6）痧瘖隐没太早，以致发热咳喘者，此伏邪在肺也，速宜开宣肺气，迟则不治。如栀子、豆豉、桑皮、杏仁、牛蒡、连翘、前胡、薄荷、苇根、桔梗之类主之。

（7）凡痧瘖隐疹，最宜通泻，虽下五色痢，亦不妨，惟二便不利，最为凶候，如遇此症，勿实脾止泻。

3. 关于肺炎（包括病毒性肺炎）的治疗　肺炎四时均有，不似麻疹多发于春季。肺炎发于初春、深秋、冬季，初起宜用三拗汤加竹叶、前胡、葱白、白僵蚕、苇根、桔梗；如舌黄心烦面赤，用麻杏石甘汤加苇根、桑皮、竹叶、前胡、葱白，咽红加僵蚕；若鼻煽膈动，手足热，可用五虎汤加葱白、竹叶、苇根；若手足凉，腹额热，唇紫齿干，苔黄干，目赤鼻煽，膈动腹满，此为表里郁闭，三焦不通，急用三黄石膏汤加竹叶、葱白抢救之；若胸满痰阻，肺气不宣，苔腻，此属温热郁闭，用千金苇茎汤加瓜蒌、薤白宣泄之；若胸微满硬，苔黄腻，此属痰火结于胸中，肺气不通，宜小陷胸汤加薤白以宣郁利痰；若正虚邪实，脉细数有力，热久不退，可用竹叶石膏汤加玉竹花粉；若气液大伤，呼吸短促，脉数而虚，可用独参汤或麦门冬汤，痰甚可加竹黄、菖蒲、川贝、诃子；若不下利，可加竹沥、姜汁，若下利则勿用。但病热至此，救治颇难。

总之，麻疹与肺炎，同是肺经受病，其部位在上，其病机在卫，故其治法，必须严格遵照古人“病在上上取之”和“在卫汗之可也”的精神，直宣肺气，使肺卫通调，则麻疹自透，肺炎自清，决不致酿成疹后肺炎或内闭外脱之变。上述各法，都是从这个原则出发的，可以互相参照，灵活运用。

（三）麻疹、疹后肺炎和病毒性肺炎的临床四法

1. 宣透法　宣透是中医治疗四时一切温病的准绳。麻疹与肺炎，在初起必须急用此法，不可过早使用寒凝凉血之品，致使邪无透发之机。吴坤安说：“凡温邪入肺，症见头痛，恶寒发热，口燥舌干，脉数，胸满气喘，治宜辛凉。”“如天寒气喘，气口脉闭，加麻黄。”“治疹不可骤用寒凉，必须辛散。”都说明宣透的重要性。我们可以选用杏苏饮、银翘散、桑菊饮、升麻葛根汤、葱豉汤、三拗汤、葱豉桔梗汤，或从凉解，或从辛散。

2. 表里两解法　表里两解是中医治疗温病的重要措施。麻疹、病毒性肺炎，初起失于宣透，则病邪由卫而气，以致肺胃同病，表里受邪，内结胸中，此时必须两解，由卫透气，否则表里郁闭，热甚津伤而成陷脱。吴坤安说：“肺有火邪而太阳感寒……宜外散寒邪，内清肺火，兼喘者，麻杏石甘汤妙。”“疹痧发于暴寒之时，肌表头面不透，是外袭寒邪，内蕴伏热，宜两解肺卫之邪。”“外症身热……胸满而喘，舌苔白刺，或兼微黄，脉象洪滑……为阳明半表半里之症，斯时汗下两忌，惟宜吐法，以越胸中之邪，栀子豉汤主之。”“都说明表里两解，是麻疹、肺炎透邪外达的有效途径。可以选用麻杏石甘汤、五虎汤、栀子豉汤、凉膈散、三黄石膏汤、小陷胸汤、瓜蒌薤白汤。

有人提出：肺炎和麻疹均属温病的范畴，今麻杏石甘汤中有麻黄，是否会犯辛温之戒？我们认为：当辨时令气候，再议用药，时值冬令，外寒而内热，火为寒郁，内病肺经，火郁则宜发之，是《内经》治则的重要论据。况麻黄属苦辛温，不似薄荷、荆芥之辛温而燥，人们敢用芥、薄而不惧，何故独惧麻黄。吴坤安说："若秋候凉风外袭，伏热内蒸，以致咳嗽或喘者，亦宜麻杏石甘汤。"秋日可用，何况冬日。"

还须指出：小儿未满10岁，脏气未充实，体质脆弱，用药的剂量不宜过大，配方亦不宜复杂，若剂量过大，胃难胜任，往往激起病变。仍以麻杏石甘汤为例，6个月以内的儿童，一般可用麻黄五分，甘草五分（甘草量必须与麻黄量相等，多则牵制麻黄力量，少则麻黄散发太过），石膏三钱，杏仁一钱，6个月以上，则按1个月增加一分计量；1岁至1岁半，麻黄可用一钱，甘草一钱，杏仁一钱五分，石膏四钱。按照这个比例用药，不致有药过病所或病重药轻之弊。其他方剂，亦可参照类推。关于服药时间和剂量亦须加以注意，病势缓者，4小时服1次，量约20～40毫升；病势急者，不拘时服，但每次之量，不宜过多。

3. 清热救阴法　麻疹、疹后肺炎，病毒性肺炎，在用宣透或表里两解法后，一般只须调和肺胃微兼生津之品即可。若热邪尚盛，阴液受伤，或治疗不当，热邪郁闭而伤阴，则当用清热救阴之法。吴坤安说："痧后咳嗽，余邪在肺也，宜泻白散。""凡痧瘖伏邪未清，以伤阴分而发热不止者，宜甘凉养阴。""肺胀喘急，胸痛气秽者，此温邪伤肺，急用活水芦根，桃仁、苡仁、瓜蒌皮、冬瓜子之类清之。"如热邪不清，必灼肺胃之阴，清热养阴之法刻不容缓，其方剂可采用竹叶石膏汤、白虎汤、或人参白虎汤（前方加参）、泻白散、千金苇茎汤、玉女煎及犀角地黄汤之类。

4. 生津固脱法　生津固脱是针对病情危重的紧急处理的方法。麻疹、疹后肺炎、病毒性肺炎，误用温燥或过用寒凉，以致邪陷不解，正脱津伤，或饮食不节，或重感风寒，病人反复迁延，而气液两伤，正溃津涸，此时惟宜急扶正气，力救津液，迨正气来复而邪气始有外出之可能。方剂可用独参汤，参麦散（沙参或西洋参、麦冬）、千金麦门冬汤、益胃汤之类，此时用药务在单纯，力专而取效快。

（四）麻疹、疹后肺炎和病毒性肺炎的病案摘要

1. 麻疹病例　患儿王某，男，7 岁。初诊：1958 年 12 月 24 日。诊断：重症麻疹。

主诉：发热咳嗽已 3 天。体温高达 41℃以上，夜益甚，无汗，手足发凉，时有妄语，唇红目赤，舌赤苔黄腻，脉象浮数，按脉证属冬温，欲出麻疹之候，治宜辛凉宣透之法。处方：生麻黄一钱、杏仁二钱、生石膏三钱、甘草一钱、桔梗一钱五分、僵蚕二钱、前胡二钱、莱菔子（炒）二钱、香豆豉四钱、葱白 2 寸，水煎服。至 26 日：前方已服两剂，麻疹初透，但仍未彻，色黯，目赤，鼻衄，腹痛下利，微有咳喘，脉数，此肺胃热甚，肠热亦甚，治宜清宣解毒，方用鲜苇根五钱、牛蒡子一钱五分、黄芩一钱、桑皮二钱、前胡一钱五分、淡竹叶二钱、生石膏三钱、生甘草一钱、银花二钱、连翘二钱、淡豆豉四钱、葱白 2 寸。连进两剂。27 日：热退疹透，目赤全退，喘平利止，惟午后微热，稍有呛咳，此余热未尽之象。宜清热生津，以善其后：北沙参二钱、麦冬二钱、生石膏三钱、淡竹叶二钱、甘草一钱、粳米四钱、知母一钱、桑皮二钱、浙贝二钱、黄芩一钱、枇杷叶三钱。服两剂，余热亦清而全愈。

按：本例初起即高烧妄语，为表热虽盛，里热已露，治法亦乘其初势，急透其表，故疹出表通而下利随作，又急于宣透队中加黄芩一味，苦寒直降以泻其热，所以三诊而疹透热退，虽重症麻疹亦迎刃而解，可见治病，必须“先表后里，先透后清”，始能收到得心应手的功效。

2. 疹后肺炎病例

（1）患儿杜左，男，1 岁。1958 年 12 月 16 日住院。诊断：疹后肺炎。

主诉：发病已半月，疹后已7日，仍发热喘嗽。初起曾用青霉素和链霉素。8日发现全身麻疹，9～10日出齐。但颜面较多，手足不多。在麻疹消退后，而热不退。入院时，病儿干烧无汗，干咳而喘，呼吸急促，鼻煽咽红，面红，口围青紫。血常规检查，白血球8000，多核33%，淋巴67%，胸部透视：左下心缘旁可见片状阴影。全身检查：发育营养良好，神识清晰，惟烦躁不安，抗拒检查，心动频速不可计数，约200多次，胸部各处有呼吸音粗糙，左后下方叩诊有浊音。当时诊为麻疹后左下叶肺炎，用合霉素而不见减轻。至17日，体温仍39.6℃，喘急烦躁，经初诊单位改投中药，予以清热之剂，如麻黄、前胡、川贝、杏仁、苏子、鲜茅根、鲜苇根、地骨皮、生石膏、苦桔梗、枇杷叶、瓜蒌、玄参、麦冬、鲜生地、鲜石斛、竺黄及牛黄之类，连服4日，而高烧不见减退，精神烦躁，至20日下午，我们开始会诊：患儿体温40.5℃，舌苔黄燥，舌质深红，脉数实。认为系疹后余势未清，津液未复，拟以清热养阴法，方用淡竹叶二钱、生石膏三钱、麦冬二钱、半夏二钱、甘草一钱、沙参二钱、桑皮二钱、白前二钱、葶苈子一钱五分、莱菔子一钱五分。每2小时，温服1次。21日再会诊时，服前方后便通，下黄黑色挟白涎粘沫及痰3次，黄燥苔减退，苔仍秽，昨夜虽体温在40℃，但睡眠较前安稳，此里热已下，治宜调和肺胃，续清余热。原方去沙参、寸冬加冬瓜仁三钱，苡仁三钱，甘草换为通草一钱，服法如前。连服两剂。22日体温逐渐降至正常，热退睡安，诸证已解，惟微咳有痰，脉转滑象，治宜调和肺胃，兼化痰湿，易用云苓二钱，法夏二钱，化红一钱，甘草五分，冬瓜仁三钱，杏仁二钱，白前一钱五分，川贝一钱，麦芽二钱，天冬二钱，枇杷叶二钱，再服二剂。此后续用本方加减，服至28日停药，一切趋于正常而出院。

按：本例属余热未清，何以前者用清热之剂而热终不减，后者用清热养阴之剂而热迅速降至正常，因前者虽清热，而甘寒偏胜，又有生地、玄参、牛黄、地骨皮等药，以至热邪胶滞而不能外达。后者取竹叶石膏汤之清热养阴，再加葶苈、莱菔、桑皮、白前以引热下行，故便通热泻而身热以退，再加冬瓜仁、苡仁撤其湿热，其次本例属实证，与另一虚证同时施治，其后果又判然有别，可见治病强调虚实的重要性。

(2) 患儿霍某，男，14 个月。1958 年 12 月 30 日住院。诊断：疹后肺炎。

主诉：麻疹出后，骤然收没。先曾患百日咳，近发热出疹已 5 日，并见少许白痦。今日突然面黄不红，昏迷，不能吞咽，口角裂，舌质不红，苔白腻，腹满膈煽，红疹完全内陷，纹伏脉沉，呼吸微，无汗，体温降低，此疹毒内陷，正虚邪实，有内闭外脱之危。急用冬瓜仁三钱，杏仁二钱，薏苡仁三钱，鲜苇根五钱，生桑皮二钱，前胡一钱五分，竹叶三钱，香豆豉四钱，葱白 3 寸。服第 1 次即吐痰涎 1 口，腹鸣大便 1 次，神志清醒。至夜体温上升 38℃以上，予以退热剂，热反增高，续服原方，探吐一次，排出痰水颇多，面色转赤，红疹再显，白痦渐透，全身周遍，精神转佳。31 日，白痦续出，体温亦逐渐降低，食眠亦正常，遂以调和肺胃、益气生津而渐愈。

按：本例先患百日咳，再患麻疹，复因疹陷续发肺炎，诚所谓正虚邪实，闭脱之危，即在俄顷。急用苇茎汤复葱豉汤宣肺透邪，并取探吐以开其闭。一举而收“陷者举之，上者越之”的效用。同时，在邪正相争之时，体温渐升，表示正气尚能抵抗。故虽欲退其热而不应，证明古人“火宜发之”乃因人之正气而导邪外出，所以不直接退热而热自退，不必强制。

3. 重症肺炎病例

(1) 患儿王某，女，3 岁。入院日期：1958 年 12 月 22 日。诊断：重症肺炎。

主诉：昨晚开始发烧，今日喘急烦躁1天。入院时，患儿极端烦躁，呼吸困难，面部发青，体温39.7℃，发育营养中等，神智不完全清楚，谵语，鼻煽，左肺后下浊音，呼吸音低，全部很多喘鸣音，有散在中、小水泡音，心跳160～170次/分。肝在右肋下4cm，因不合作，未作神经反射检查。血常规检查：白血球18650，中性59%，淋巴41%。当即给氧气吸入，及10%毛地黄毒疳0.4肌注，另在十宣穴放血。并予链霉素。3时15分会诊：患儿高烧烦躁，妄语欲动，面赤额汗，身无汗，腹满而软，气促而喘，脉浮数，舌苔白腻微黄，此属内热外寒，肺气郁闭，因昨日在旅途火车上受热并感受外寒之气所致。治宜辛凉宣透之法。麻杏石甘汤加味，生麻黄（先煎去沫）一钱，生石膏（先煎）四钱，甘草一钱，僵蚕二钱，桔梗一钱，前胡一钱五分，莱菔子一钱五分，葱白2寸，煎取120ml，分3次热服，4小时1次。夜半以后，喘渐减，呼吸渐缓，体温也降至37.5℃，神识完全清醒。至23日再诊时，热已全退，腹亦不满，舌苔减少，脉静身和，惟有微咳，此里热表寒已解，治宜调和肺胃以善其后。方用鲜苇根五钱，桑皮二钱，杏仁二钱，瓜蒌仁三钱，橘红一钱，苦桔梗、浙贝一钱五分，苏叶一钱，莱菔子一钱五分，枇杷叶二钱。煎取同前。肝在右肋下2cm，至25日痊愈出院。

按：本例虽属重症肺炎，但获得早期治疗，兼之首从宣透，故使外寒内热1剂而解。再服调和肺胃药2剂而完全正常。

（2）患儿罗某，男，3岁。1958年12月23日住院。诊断：病毒性肺炎。

主诉：13天以来发热咳嗽。在发病第5日后，体温曾一度恢复正常。至第7日又有高烧，夜益甚。入院时，神智清楚，重病容貌，颜面皮肤干燥，眼无神，咽红颈稍强，心音弱，120次/分，两肺后背散在中、小水泡音，肝在肋下

1.5cm，脾（—），腹胀满，胸部透视，两肺门影不大，两肺纹理著明，右下野较甚。血常规检查：白血球：8450，中性74%，淋巴26%。即行输液、输血。会诊时：见胸前硬满，舌赤苔黄，咳嗽，气不喘促，3天无大便，不思食，脉数，病机在胸中，为痰、湿、热所阻。治法：开胸中之结，以宣通肺气，方用小陷胸汤加味，瓜蒌仁三钱，枳实一钱五分，尾连八分，薤白二钱，花粉二钱，豆豉四钱，麦芽二钱，炒莱菔子二钱，煮取100ml，匀3次服。24日，药后大便1次，色黑，舌苔减退，胸硬满亦减，脉弦滑，仍宜表里和解。原方去黄连，花粉增一钱，再加葱白2寸。25日继服。26日，大便通利，并见黏涎，尚不思食，亦不思饮，舌苔白腻，脉滑数，右甚，治法调和肺胃，兼清湿热，瓜蒌仁三钱，薤白二钱，尾连五分，厚朴一钱半，炒莱菔子二钱，麦芽二钱，建曲二钱，通草一钱。至29日身热已退，有时轻咳，胃纳尚佳，唇干，舌苔厚，脉缓。方用全瓜蒌三钱，薤白二钱，法夏二钱，橘红一钱，连皮苓二钱，白前二钱，莱菔子一钱五分，蛤壳三钱，桑皮二钱，麦芽二钱，枳壳一钱，竹茹一钱，以调理善后。

按：本例乃热痰阻塞胸中，直以小陷胸开结而便通，腹满亦减。三、四剂后热亦下降，而病渐次向愈。盖开中焦之塞，正所以通宣肺气之闭。若治病不求其本，则未有不为病变所困惑。

（五）麻疹、疹后肺炎和病毒性肺炎的护理和中西医合作

本证的护理很重要，尤其在高烧期，总以节饮食，慎风寒，禁食油腻生冷之品为宜。并应保持绝对安静，调节室内温度、湿度和空气通调。《证治准绳》关于麻疹的禁忌，内容很好，摘录如下：

（1）大热未退，不可与食，与伤寒同；

（2）一发之时，既表之后，切戒风寒冷水瓜果之类，如一犯之，则皮毛闭塞，毒气难泄，遂变紫黑而死矣；

（3）如渴极欲饮水，只宜少与葱白煎水以滋其渴耳，必须使皮窍中常微汗润泽可也；

(4) 盐醋食之，令咳不止，五辛食之，令生惊热等等。

所以，无论麻疹和肺炎，在发热期，只宜少与清米汤或稀藕粉之类，恢复期亦只宜藕粉、牛奶，少量渐进，不可妄用温补之剂，如参、芪、术、砂、姜、附等，恐致口舌糜烂牙疳等患。

有必要指出，运用祖国医学的护理特点，结合现代的护理方法，对于提高本证的疗效有重要参考价值。如急重病人，输氧给血，更是不容忽视的。几年来我们在各方面的临床配合以及这次短短的合作中，都深深的体会到中西医合作的必要性。处处均可证明党的团结中西医的政策是完全正确的。但是，有一点很值得我们注意。即在抢救危急病人时，仍须中西医密切合作，议定救治办法，合理进行。切忌滥用治法，以免发生贻误病情的危险。我们曾经见过 1 例，1 个患儿在 1 日内，接受 32 次的治疗，结果仍未挽救住其生命。其次，强制退热，也是一个问题，前面有 1 例疹后肺炎，曾用大队清热中药和青霉素之类，热反不退。另外还有一儿童在接受退热剂后，热反上升。我们认为治病，必须治其病之所在，病退则热自退，不必强制退热，以免造成不良的病变。最后，西医学习中医，也极为重要。我们在儿童医院工作时，由于他们积极的学习，不仅在治疗上作到亲密合作，而且他们还能边学习边掌握，在很多中西药物使用时，能达到相辅相成的作用。如在使用宣透方面的中药，则尽量不使用能影响宣透效能的西药。因此，治疗效果很快的得以提高，很多危重病人也很快转危为安，这是我们的一点体会。我们还须再接再厉、共同携手，为社会主义的保健事业贡献出所有的力量。

(原载中医杂志 1959 年 1 期)

四、中医治疗重症肺炎44例临床报告

蒲辅周　高辉远　史秀珠　何昌锐

1958年冬，我们儿科工作者，曾参加一次肺炎的防治工作。共诊治了重症肺炎患儿44例，其中死亡10例，病死率为22.7%。仅就其重点，介绍于后：

（一）病例一般分析

1. 重症标准　凡符合以下之一条者为重症。(1) 三度缺氧，肺有实化；(2) 高度发烧（39℃以上）5天，肺有实化，二度缺氧，或兼有心脏血管系统障碍的；(3) 肺有实化，并有中毒性脑炎者。

2. 年龄　极大部份患儿是6个月～2岁。

3. 体温　除1例外，均在39℃以上，高烧达40℃以上者29例，占总数的65.9%（表1）。

表1

体温（℃）	38～38.9	39～39.9	40～40.9	40以上
例数	1	14	25	4

4. 体征　本组患儿除有严重呼吸道症状外，并有显著的全身中毒症状（表2）。

表2

体征	咳嗽	喘憋	青紫	烦躁	嗜睡	昏迷	抽风	肺叩浊	肝大	肺水泡音	浮肿
例数	35	31	21	22	16	23	12	44	35	44	7

住院早晚与服中药后退烧的关系（表3）：

表3

用药后几天退烧 \ 病日 愈或死	3天		4～7天		8～10天		11～16天		30天		总计	
	愈	死	愈	死	愈	死	愈	死	愈	死	愈	死
1天			3				2				5	
2天	1		2	2	2		3	1	1		9	3
3天	1		1	2	5		1				8	2
4天	1			1			2				3	1
5天			3		1						4	
6～9天			2	4			2		1		5	4
合计	3		11	9	8		10	1	2		34	10

其中，虽有3例只病3天即接受中医治疗，看来病程较短。但1例已表现三度缺氧，肺有实化，同时脉数；另2例病儿已表现昏迷抽风，脉均在180～200/分，呼吸84～88/分，发烧在40℃以上，故列为重症。

5. 西医配合治疗　在二三度缺氧时，给以氧气吸入。不用激素，不用阿司匹林及冰袋，更不用大气疗法。虽有1例在抽风时加用冬眠灵，抽虽暂息，最后还是呼吸循环衰竭死亡。

（二）辨证论治原则

本组病例，大都于发病前期曾在其他医院门诊部或儿童医院的门诊接受抗菌素如青霉素、链霉素等治疗，但大都无效，因而住院给以中医治疗。由于患者病情严重，症状复杂，故采用的方法比较广泛。根据辨证论治的原则，分别表、里、虚、实的不同证候，有用正治法的，有用救逆法的，以及急性期过后，用调理法的。

1. 正治法　不外麻疹、疹后肺炎和病毒性肺炎的体会中指出的：宣透法、表里两解法、清热救阴法、生津固脱法4种。

(1) 宣透法：是中医治疗四时温病的首要措施。凡病症在表，无论症状如何急重，必用宣透之品，导邪自表而解。而宣透之中又须仔细辨别，随症立方。

①辛凉轻剂凉解法：桑菊饮加味，共治疗 9 例。

临床特征：表现高烧、嗜睡，7 例高烧 40℃以上，2 例高烧在 39℃左右，1 例合并昏迷抽风。

中医辨证：脉诊，8 例浮数，1 例滑数。舌诊，舌质均红，6 例苔薄白，2 例白腻，1 例薄黄。身无汗或有汗不彻。按此证邪仍在卫在表，风热不宣，故宜辛凉轻剂以凉解之。其中 1 例伴有抽风，即加钩藤以祛风柔肝；1 例舌白腻，则加淡豆豉以宣发郁热；1 例舌红无苔，乃卫不解有由气趋营之势，加玄参、麦冬于凉解队中，以达到清营透卫的目的。

疗效：此 9 例无 1 例死亡，均于连服 2 剂后，烧退而症状好转以至痊愈。有 4 例热退后改用二陈汤；2 例高烧退后体温转低，改用千金苇茎汤；1 例热退后阴虚津液不足，改用千金麦门冬汤。前者调和肺胃，后二者清余热，养津液，是又于表解邪透之后，随宜而施用的调理方法。

②微辛微温和解法：共治疗 7 例。

临床特征：表现高烧不退，咳嗽气机不利，大部在 10 天左右的病程，已用抗生素无效，1 例见昏迷抽风。

中医辨证：发热无汗，舌不红，脉浮数，1 例沉数，此属表邪郁闭，肺气不宣，而里热不甚，故宜微辛微温之法以和解之。其中，3 例微兼里热加黄芩、通草；1 例兼呕吐、下利，加焦楂、麦芽、粉葛、生姜。

疗效：6 例均在连用 2 剂烧退，咳嗽、水泡音均好转而愈；1 例表解后，正虚痰甚而死亡。

③宣肺化痰清豁法：发烧喘咳，二三度缺氧，病程在 1 周左右。

中医辨证：痰喘，烦闷，胸腹微闷，舌苔滑腻，脉有浮数、细数、滑数各 1 例，此属病在肺卫，痰滞不利，故宜宣肺豁痰以清化之。

疗效：3 例均治愈，退烧皆在用药后第 4 天，而止喘降痰有明显的作用。

（2）表里两解法：是表里受邪，肺胃同病而两解之法。本组所用麻杏石甘汤、小陷胸汤加减就是本法的实际运用。

①麻杏石甘汤：共治疗 9 例。

临床特征：高烧，三度缺氧，昏迷，抽风，青紫，浮肿，肝脏肿大。

中医辨证：高热，喘急，无汗，舌红，苔微黄，脉数实，此属表里郁闭，故宜凉散之剂，开肺闭而清气分。

疗效：6 例治愈，在治疗前均用各种抗菌素无效，用此汤后，明显的高热渐退，微汗自出，喘急渐止，随着神清而转危为安；3 例死亡，其中 1 例，因疹后肺炎愈后复交叉感染，继发病毒性肺炎，既有一度营养不良，又有贫血，但当时症见表闭尚盛，勉以此汤开之，而终于痰饮上逆正气大虚，阅 4 日而死亡；1 例在病的第 5 天，用麻杏石甘汤加味，1 剂后微汗自出，高热退到 37℃，但患儿出现抽风，当时认为热邪未清以致生风，用竹叶石膏汤而高热又上升到 40℃以上，再用麻杏石甘汤，终于内闭外脱而死亡。按此例在抽风时，本应用龙牡之类以镇肝息风，不宜再用麻杏石甘汤，犯虚虚之戒（后期用麻杏石甘汤，未经蒲辅周医生处理）。

②小陷胸汤加味：治疗 3 例。

临床特征：高热不退，咳喘，胸腹膈胀，用金霉素 5 天无效。

中医辨证：胸膈心下按之痛，苔黄，脉浮滑者，属表热内陷胸中，与饮相搏，故宜小陷胸蠲胸中结邪，使热从里达表，而两解之。其中 1 例加葱白，1 例加莱菔子、麦芽、建曲。

疗效：2 例全愈，1 例死亡。

（3）清热救阴法　按肺炎在用宣透或表里两解法后，一般只须调和肺胃微兼生津之品即可。若邪热尚盛，阴液受伤，治疗不当，邪热郁闭而伤阴，则清热救阴之法为当务之急。本组曾用竹叶石膏汤、千金苇茎汤即本此意。

①竹叶石膏汤加味：治疗 1 例。

临床特征：为疹后肺炎，高热，嗜睡，咳喘。

中医辨证：脉见细数，舌苔黄燥无津，属汗后余热未清，故宜清热生津之剂。

疗效：本例已用合霉素 1 周，也使用过局方至宝及犀羚粉，但仍高热达 41℃，待用此汤后，高热退尽，苔黄燥减而转润，大便由秘而通畅，继以调养而痊愈。

②千金苇茎汤：

临床特征：主要表现为高热，咳嗽，微喘，时而谵语，2 例四肢不温，7 例在疹后，疹子早期消没。

中医辨证：舌质不红，苔腻，脉多滑数，面䀮，神蒙，腹满痰阻，此属湿热郁闭，肺气不宣，吴坤安所谓急宜活水苇根、桃仁、苡仁、瓜蒌皮、冬瓜子之类清之。其中 1 例高烧喘急加前胡、桑皮、竹叶；1 例痰多加浙贝、瓜蒌、枇杷叶；1 例苔腻下利，加连皮茯苓、通草。

疗效：9 例中 1 例死亡，8 例痊愈。在痊愈例中均于连服 2 剂后，微汗出高热渐退，腻苔渐减，而肺闭开郁热泄，再以调和肺胃善其后。

（4）生津固脱法：这是对于正虚欲脱的重要措施。由于误用温燥或过用寒凉，以致邪热留恋，阴伤津涸，惟宜扶正以驱邪，生津以救阴。本组用生脉散、千金麦门冬汤。

①生脉散加味：共治 1 例。

中医辨证：肺炎后期，脉虚汗出，舌无苔而少津，属肺气不固。

疗效：于服药后烧退汗减，继而调养肺胃而愈。

②麦门冬汤：治疗2例。

中医辨证：咳逆上气，喘而有痰，昏迷，脉濡无力，属肺胃两伤，正虚饮邪上逆，勉以麦门冬汤，以救其脱。

疗效：此2例终以中毒性脑炎严重，并以呼吸循环衰竭而死亡。

2. 救逆法　主要用在肺炎的变证、逆证，原因失去正治机会，或治疗失当所致。

①椒梅汤加减：治疗1例。

临床特征：昏迷抽风，两肺大片实化，用金霉素无效。

中医辨证：曾用麻杏石甘汤开后，持续低烧不退，腹痛烦躁，夜不眠，属肝脾不调，邪陷厥阴。

疗效：连服2剂后烧退烦减，诸证悉轻，继用保和丸，以调和肺胃。

讨论：肺炎本属温病范畴，椒梅汤（台参、黄连、干姜、乌梅、花椒、白芍、枳实）本属温燥方法，以燥剂治温病乃为救逆而设，非常法，只宜于热中变脏寒之证，且用时必须审慎。

②葛根芩连汤：治疗3例。

临床特征：发烧，咳嗽，汗出，喘促下利。

中医辨证：为表邪内陷，太阳、阳明合病。其中2例加生姜、大枣和营卫；1例心烦加栀子、豆豉、葱白以凉解。

疗效：3例均在连服3剂后烧退，喘平，下利止。

③养阴镇逆法：

临床特征：肺炎合并中毒性脑炎，昏迷抽风。

中医辨证：舌绛少津，脉数无力，为热陷血分。

方药组成：细生地、地骨皮、白芍、炙甘草、珍珠母、玳瑁、龙骨、远志、天竺黄、胆南星。

疗效：服2剂后抽止，神志转清，后改用六君子汤而治愈。

3. 调理法　用于疾病后期，尤其是急性病的病后调理宜特别注意。本组病例，在急性期后，大致有以下几种调理方法：

（1）甘润生津：如三甲复脉汤，适用于病后阴虚，津液不足。

病例：张某，入院时为重症肺炎，三度营养不良，贫血。经抢救，治疗一个半月，虽保全了生命，但褥疮形成，肺大片实化不消失，使用各种抗菌素，已 1 个月以上，当时在治疗上非常困难。

中医辨证：证见肌肉消削，形槁神呆，咽间有痰，脉短涩，舌无苔，属气液枯竭，不能荣五脏，濡筋骨，利关节，长肌肉，以致大脑失职，治宜甘润存津，以益气增液，长期调理。

方药组成：干生地、清阿胶、麦门冬、炙甘草、白芍药、生龙骨、生牡蛎、生龟甲、生鳖甲、台参、远志、鸡子黄、童便，连服 3 周后，大便次数较多，去干生地、童便，加大枣、小麦，再服 2 周痰尚多，再加胆星、竺黄。

效果：用本方时，停用抗菌素及输血等疗法。而病儿逐渐好转。①不规则热于二周后，逐渐恢复正常；②肺大片实化逐渐消失；③用药 1 周后，褥疮消失，皮肤滋润，色素沉着减退，至一个半月后，皮下脂肪渐丰满；④体重显著增加；⑤咳嗽痰壅消失；⑥食欲由减退到好转及食欲亢进；⑦由无欲状，转为能笑、能坐、能玩。

（2）调和肺胃：适用于热退之后，仍咳嗽有痰。本组 22 例恢复期病人，主要用下面 3 个方剂：

①二陈汤加谷麦芽，用在 10 例；

②保和丸加枇杷叶，用在 6 例；

③三仁汤加谷麦芽、枇杷叶，用在 4 例；

④其他 2 例。

（3）调和脾胃：适用于病后消化不良，脾胃虚弱，湿痰未尽。本组用六君子汤共调理 5 例。

（4）调和肝脾：适用于病后有呕吐，肝木侮土，本组有 2 例用旋覆代赭石汤，有 1 例用六君子汤加吴萸、黄连。

（原载《中医研究院学术论文选集》）

五、流行性“乙型”脑炎中医辨证施治的一般规律

蒲辅周　沈仲圭　高辉远

什么是中医治疗流行性“乙型”脑炎的理论经验，几年来，经各地实践证明：凡疗效较好和治愈率较高的，都是正确地按照温病体系，运用了治疗暑温的基本原则。

石家庄市传染病院通过中医对“乙型”脑炎的治疗，认为最有效的方法，就是“清热、解毒、养阴”，其治愈率达90%以上。这一经验，经全国实践证明，是正确的。

河北省总结1955～1956年的治疗经验，对“乙型”脑炎的认识已取得一致的意见，认为本病确属暑温的范畴，在治法上，规定了以“辛凉为主、清热解毒”的方针，依据临床需要分立“辛凉透邪，佐以芳化”、“辛凉透邪，芳香开窍”、“辛凉透邪、芳香开窍，佐以息风”三法，从石家庄“清热、解毒、养阴”的基础上发展了一步。

北京市1956年治疗“乙型”脑炎总结中提出：中医根据温病理论体系，运用治疗暑温、伏暑……方法治疗“乙型”脑炎有显著的疗效。石家庄和北京市中医治疗“乙型”脑炎的经验，说明中医治疗温病的原则，可以适用于流行性“乙型”脑炎的。同时，中医治疗的特点，在于依照“辨证施治”的一般规律。北京市从实践过程中，对“暑温偏湿”有进一步的认识，从而丰富了中医治疗“乙型”脑炎的有效方法。

我们认为：石家庄“清热、解毒、养阴”与河北省“辛凉

为主”的原则，基本上是成功的。再从这个基础上正确运用中医“辨证施治”的观点，深入探讨历代温病学家的经验，结合临床实践，使我们治疗“乙型”脑炎的方法更不断地丰富起来。只有这样，才能因病制宜，因人制宜，做到有是证即有是法，才能争取在现有医疗水平上获得更大的成就。

暑温有偏热、偏湿、伏暑、暑风和暑厥的不同。中医治疗暑温不能一法、一方、一药，中医治疗“乙型”脑炎也不能一法、一方、一药。人体有强弱，感受有轻重，伏邪有浅深，治法有缓急，用方有大小，必须根据“乙型”脑炎的各种证型、各个阶段的具体情况，以及环境、气候、年龄、体质等，加以全面的综合考察，选择适当的治疗方法。正如古代医籍常说的“病有千变，而治疗方法亦有千变。”为了争取 1957 年中医治疗“乙型”脑炎的更高疗效，我们有信心而且无保留地一面学习古人的有效方法，一面集合各地的实践经验，以石家庄“清热、解毒、养阴”的方法为纲，并介绍以下 8 个治疗方法，作为临床“辨证施治”的参考。

(一) 辛凉透邪法

辛凉透邪是治疗温病的第一要务，治疗流行性“乙型”脑炎——暑温尤为重要。《内经·热论篇》说：“暑当与汗俱出勿止。”又说：“风淫于内，治以辛凉。”刘河间说：“不知辛凉之剂，大能开发郁结，不惟中病令汗而愈，免致辛热之药，攻表不中，其病转甚。”叶天士说：“在卫汗之可也，到气才能清气，入营犹可透热转气，……入血直须凉血、散血……”说明温病初起，邪未深入之际，总宜辛凉透发，使其热邪外达而愈，也说明温病虽忌汗而喜汗出，最怕表气郁闭，热不得越，不仅热邪在卫在气，宜用辛凉透邪之法，即表邪未罢而邪已入营，仍可透邪使之转到气分而达外。给治疗“乙型”脑炎指出了明确的方向。临床上，初期患者，慎勿过早使用苦寒，使邪遏郁不解；亦勿滥用香窜之品，引邪深入，必须掌握辛凉透邪的原则，以免误事。直到中期，仍须参用透邪外出之法。这就需要我们辨证明确，随证立方，因时制宜，灵活掌握。例如：

1. 邪在卫分　微恶寒、发热、无汗或有汗不透、头痛、呕吐、口渴、舌苔薄白、脉象浮数或滑数，宜用辛凉平剂银翘散主之。银翘散复葱豉汤（两方合用）亦可。假如身微热、口微渴、但咳，可用辛凉轻剂桑菊饮主之。

2. 邪在气分　发热、不恶寒、口大渴、面赤、汗大出、头痛、呕吐、舌苔黄、脉象浮洪而数，宜用辛凉重剂白虎汤主之，若脉芤甚者，可用白虎汤加人参。

吴鞠通说："白虎为暑温之正剂，其源出自《金匮》，宗先圣之成法。"叶天士说："暑热一证，医者易眩，……古人以白虎为主方。"都说明白虎汤对暑温的治疗意义和重要性。石家庄市传染病院总结治疗"乙型"脑炎经验时，也特别强调和肯定白虎汤的作用。但是，经验告诉我们，要更好地取得白虎汤的应有疗效，宜领会"白虎达热出表"的说法，再酌量病情轻重浅深，患者身体强弱而定。倘邪尚在卫（发热而恶寒者）以透邪为先。白虎汤中的石膏、知母辛凉之性极重，用量过大或过早，反而抑制透发之机，使病程延长，甚或转剧；用量过小或不及时，则杯水车薪，贻误病机。因此，必须细心考察病情，以达透邪的目的为度。《局方发挥》："议方治疗贵乎适中"，王孟英说："始初解表用辛凉，须避寒凝之品，恐其遏邪，反不易解。"因此，使用白虎汤，也应抱审慎的态度，不能单纯理解古人白虎为主方的意思，而机械地搬用。

3. 表实无汗　右脉洪大、左手反小、面赤、口渴者，新加香茹饮主之，黄连香茹饮亦主之。

4. 挟湿身重　白虎加苍术汤主之，二香散亦主之。

此外，还有凉膈散、六一散、辰砂益元散、碧玉散、芦根竹叶汤（此方系蒲辅周 30 年前创制的，药味虽简而作用却很显著，用之极验）等方随证选用（表 1）。

表1　辛凉透邪法方剂表

方　名	组　成　药　品
银翘散	银花、连翘、苦桔梗、薄荷、竹叶、生甘草、芥穗、淡豆豉、牛蒡子
桑菊饮	桑叶、菊花、杏仁、连翘、薄荷、苦桔梗、甘草、苇根
葱豉汤	葱白、淡豆豉
新加香薷饮	香薷、银花、鲜扁豆花、厚朴、连翘
黄连香薷饮	香薷、扁豆、厚朴、黄连
白虎汤	生石膏、知母、生甘草、粳米
苍术白虎汤	即白虎汤加苍术
人参白虎汤	即白虎汤加人参
二香饮	苏叶、藿香、白茯苓、扁豆、厚朴、陈皮、半夏、甘草、大腹皮、桔梗、香薷、川连
六一散	滑石、甘草
辰砂益元散	即六一散加辰砂
碧玉散	即六一散加青黛
芦根竹叶汤	芦根、竹叶

（二）逐秽通里法

逐秽通里一法，是治疗温病过程中重要的环节。温病不仅最怕表气郁闭，热不得越，更怕里气郁结，秽浊阻塞，亦怕热闭火腑，水道不通及热遏胸中，大气不行，以致升降不灵，诸窍闭滞。温病虽忌下，乃防其直下伤阴。若见热结里实，消灼胃阴，必使里热下行，以救胃液，并疏通火府不使热结而伤下焦之阴。《内经》有"下不通者死"的训诫，吴鞠通有"急下以存阴"的卓见，都告诉我们当下必下，不能一成不变。但是，逐秽方面，人多常用，唯通里方面，往往有人因避犯忌下之禁而畏不敢用。因此，在"乙型"脑炎——暑温临床上，应时刻注意"邪尚在卫，不失透邪"。若暑秽内阻，热结阳明，直须芳香以逐秽，清下以通里，不使热毒内陷，里通而表自和。逐秽通里法的适应范围如下：

1. 逐秽　暑秽弥漫三焦、逆犯心包、诸窍闭阻、神智不清、昏迷谵妄、烦躁不安、舌绛苔少、脉细数者，急宜逐秽开窍，安宫牛黄丸或紫雪最为妥当。若三焦俱急，痰涎壅甚，酌用承气或小陷胸汤。

2. 通里　热结阳明、面目俱赤、气粗声重、潮热谵语、舌苔老黄或者起刺、腹满便闭、脉沉数或沉实，宜用大小承气及三一承气之类。若热结旁流，纯利稀水无粪者，调胃承气汤主之；若下后数日，热不退或退不尽，口燥咽干、舌苔干黑、脉沉而有力者、护胃承气汤主之；若喘促不宁、痰涎壅滞、右寸实大、肺气不降者，宜白承气汤主之；若左脉牢坚、小便赤痛、时烦、渴甚，导赤承气汤主之；若邪闭心包、神昏舌短、内窍不通、饮不解渴者，牛黄承气汤主之；若津液不足，大便秘结者，间服增液汤，再不下者，增液承气汤主之；下之不通，正虚不能任药，而邪复实者，宜用新加黄龙汤邪正并治。

逐秽通里，原为一法，临证互参，不可拘泥，若暑秽重而热结轻，于安宫牛黄丸、紫雪中少加大黄一味即可，若热结重而暑秽轻，于诸承气中少加安宫牛黄丸、紫雪亦可。同时，还须脉证互参，如阳明温病，下利谵语，右脉实或滑疾者，宜小承气汤以通里清热，脉不实者，宜安宫牛黄丸、紫雪以开窍逐秽（表 2）。

表 2　逐秽通里法方剂表

方名	药品组成
安宫牛黄丸	（系成药，方略）
紫雪	（系成药，方略）
大承气汤	大黄、芒硝、厚朴、枳实
小承气汤	大黄、厚朴、枳实
三一承气汤	大黄、芒硝、厚朴、枳实、甘草

续表

方名	药品组成
调胃承气汤	大黄、芒硝、甘草
护胃承气汤	大黄、玄参、细生地、丹皮、知母、麦冬
宣白承气汤	生石膏、生大黄、杏仁、瓜蒌皮
导赤承气汤	赤芍、细生地、生大黄、黄连、黄柏、芒硝
牛黄承气汤	即安宫牛黄丸加生大黄
增液承气汤	增液汤加大黄、芒硝
新加黄龙汤	细生地、甘草、人参、生大黄、芒硝、玄参、麦冬、当归、海参、姜汁
承气合小陷胸汤	生大黄、厚朴、枳实、半夏、瓜蒌、黄连

（三）清热解毒法

朱丹溪说："暑乃夏天炎暑也，热盛之气着人也。"吴鞠通说："暑温者，正夏之时，暑病之偏于热者也。"王孟英说："暑即热也，燥即火也，金石不堪其流烁，况人非金石之质乎。"都是说明暑热原为一气，暑热伤人，其性最烈，热甚而化火，火极而为毒，是暑温的必然现象，治法若不急清其热，直泻其毒，必然有燎原之势，以致不救。所以王孟英盛赞"刘河间立清热解毒之论，有高人之见，异人之识，其旨既微，其意甚远，惜后人未能广其说而反以为偏"。肯定了清热解毒法的重要性和正确性。按石家庄在治疗流行性"乙型"脑炎的实践中，也得出与此相同的结论。关于这个方法的具体应用，仍应视热邪之深浅，毒素之轻重，体质之虚实，辨其在营、在血，或三焦皆热，或气血两燔等情况随证变通。例如：

①表里皆热，气血两燔、恶寒发热、头痛如劈、狂躁烦心、谵语不眠，甚则吐血衄血、脉象浮洪而数、或沉细而数者，宜用清热解毒大剂，清温败毒饮主之。

②表里三焦大热，升降散主之。

③热伤厥阴，脉虚、夜寐不安、烦渴舌赤、时有谵语、目常开不闭、或喜闭不开者，清营汤主之；邪在血分，舌黄燥、肉色绛、不渴者，清营汤亦主之。

④热搏血分，又兼秽浊，神昏谵语者，清宫汤主之。

⑤热羁血分，舌绛烦热，八、九日不解，犀角地黄汤主之。

⑥热甚血燥，不能蒸汗，温邪郁于肌表血分，发斑者，化斑汤主之，其人表疏，发汗而汗出不止，神昏谵语者，清宫汤主之（表3）。

此外，亦有热邪深伏阴分，热自阴来而夜热昼凉，热退无汗者，宜用青蒿鳖甲汤以搜邪透络；有真阴欲绝，壮火复炽而心中烦，不得卧者，宜用黄连阿胶汤以清热养阴，此又于清热解毒法中寓以养阴之义。

表3　清热解毒法方剂表

方　名	组　成　药　品
清温败毒饮	生石膏、细生地、乌犀角、川连、栀子、桔梗、黄芩、知母、赤芍药、玄参、连翘、甘草、牡丹皮、鲜竹叶
升降散	僵蚕、蝉蜕、姜黄、大黄
清营汤	犀角、生地、玄参、竹叶心、麦冬、丹皮、黄连、银花、连翘
清宫汤	玄参心、莲子心、竹叶卷心、连翘心、犀角尖、连心麦冬
犀角地黄汤	干地黄、生白芍、丹皮、犀角
化斑汤	生石膏、知母、甘草、玄参、犀角、白粳米
青蒿鳖甲汤	青蒿、鳖甲、细生地、知母、丹皮
黄连阿胶汤	黄连、黄芩、阿胶、白芍、鸡子黄

（四）开窍豁痰法

戴元礼说：“暑症卒倒，不省人事，有因火者，有因痰者。”又说：“心头痞闷，人皆谓暑毒攻心，不知有暑即有痰，痞闷者痰为之也。”说明暑多有痰蒙蔽心包，甚至三焦受阻，内外不通，必见神识昏迷，卒倒不醒之证。治法宜先开窍豁痰，然后退热清神，否则虽用退热清神之药亦不收其效。因此，在临床上，发现有昏迷不醒或谵妄不安的证候，即应注意其因火因痰，分别施治。

①如因热闭内窍，神智昏瞀，时而谵语或时时谵语，可用安宫牛黄丸、紫雪之类芳香开窍，使深陷热邪，从内透出。

②如因浊痰闭塞，神智昏迷，口有涎沫，手足抽搐者，则宜开窍豁痰并用，牛黄抱龙丸最妥。

③如因痰厥气闭，牙紧不开，神智昏迷，或吐泻抽搐者，又宜辛温开达，用苏合香丸或玉枢丹，于芳香开窍之中兼有祛寒逐秽的意义（开窍豁痰法的方剂，均系成品，表从略）。

（五）镇肝息风法

痉厥、抽风是流行性“乙型”脑炎的几个证候。中医暑痉、暑厥、暑风，名虽繁多，而其要领仍在分别证候，即辨证立法。叶天士说：“夏令受热，昏迷若惊，此为暑厥，即热气闭塞孔窍所致。”《医宗金鉴》记载：“幼儿暑风，手足搐搦，烦渴，身热有汗，二便黄赤。”吴鞠通说：“小儿暑温身热，卒然痉厥，名曰暑痫。”“大人暑痫，亦同上法，热初入荣，肝风内动，手足瘛疭。”北京市传染病院361例乙型脑炎病例统计中，惊厥占39.7%，儿童医院260例中占54.6%。以上这些记述，可以说明痉厥、抽风，在流行性“乙型”脑炎病程中，是非常明显突出的征象，常见于重型或极重型的病人。根据“热甚生风、热解则风自息”和“热邪劫阴，累及肝肾，木劲动风，镇肝即可息风”的理论，结合临床情况，灵活运用，可收到预期的效果。例如：

①凡因壮热不解、邪窜心包、神昏谵语，舌苔黄焦、手足抽搐、角弓反张、或兼痰热壅闭、脉络不通而抽风者，用局方至宝丹、钩藤息风散之类，清热化痰，热退痰清而风自宁。

②若热邪深陷，津液被劫，或在少阴，或在厥阴，风动作

搐者，均宜用复脉汤之类，使阴复则肝肾有主而风亦平息。

③邪踞下焦，消灼真阴而为厥者宜小定风珠柔肝息风，若邪去八九，真阴仅存一二，或因误表，或因妄攻，神倦瘛疭，脉虚气弱、舌绛苔少、时时欲脱者，宜大定风珠填阴潜阳（表4）。

表4　镇肝息风法方剂表

方　名	组　成　药　品
局方至宝丹	（系成品，从略）
钩藤息风散	钩藤、僵蚕、蜈蚣、蝎子、蝉衣、天麻、胆星、地龙
加减复脉汤	炙甘草、干地黄、生白芍、麦冬、阿胶、麻仁
一甲复脉汤	复脉汤去麻仁加牡蛎
二甲复脉汤	复脉汤加生牡蛎、生鳖甲
三甲复脉汤	复脉汤加生牡蛎、生鳖甲、生龟甲
小定风珠	鸡子黄、真阿胶、生龟甲、童便、淡菜
大定风珠	生白芍、阿胶、生龟甲、干地黄、麻仁、五味子、生牡蛎、麦冬、炙草、生鳖甲、鸡子黄

（六）通阳利湿法

吴鞠通说："上热下湿，人居其中，而暑成矣。"指出暑由湿热化气而来。朱肱《活人书》有："其人尝伤于湿，因而中暑，湿热相搏而发湿温。"所以吴鞠通也说："暑兼湿热，偏于暑之热者为暑温，偏于暑之湿者为湿温。"（按湿温的学说复杂，这里所称的湿温，明指暑偏于湿而言，与其他湿温不容相混）又说："伏暑、暑温、湿温，证本一源，前后互参，不可偏执。"根据吴氏这些看法，再参诸北京市去年的治验，通阳利湿一法，对治疗流行性"乙型"脑炎来说，占有极其重要的位置。一般发病在秋前的证候多属热胜，必以暑温法治之，在秋后的证候多属湿胜，必以湿温法治之，这是言其常。若秋后天气亢热，则须以燥胜治之，这是言其变。同时，在临床上，暑之偏于湿者，有湿热兼胜，有热胜于湿，有湿胜于热3种不同的类型。治湿之法，非若寒邪之一汗即解，温热之一凉即退，宜用淡渗以通其阳，正如叶天士所说："湿胜则阳微也……其化热则一，热病救阴尤易，通阳最难，救阴不在血而在津与汗，通阳不在温而在利小便。""这给了我们很明确的指示。兹按通阳利湿法分3种类型摘录《温病条辨》原文如下：

1. 湿热兼胜

（1）暑温伏暑，三焦均受，舌灰白、胸满闷、潮热呕恶、烦渴自利（指大便）、汗出溺短者，杏仁滑石汤主之。

（2）脉缓身痛，舌淡黄而滑、渴不多饮、或竟不渴、汗出而解、继而复热，……徒清湿则湿不退，徒清热则热愈炽，黄芩滑石汤主之。

（3）阳明湿温，气壅为哕者，新制橘皮竹茹汤主之。

（4）湿聚热蒸，蕴于经络，寒战热炽、骨骱烦疼、舌色灰滞、面色萎黄，病名湿痺，宣痹汤主之。

（5）三焦湿郁，升降失司，脘连腹胀，大便不爽，一加减正气散主之。

（6）湿郁三焦，脘闷便溏、身痛、舌白、脉象模糊，二加减正气散主之。

（7）秽湿着里，舌黄脘闷，气机不宣，久则酿热，三加减正气散主之。

（8）秽湿着里，邪阻气分，舌白滑，脉右缓，四加减正气散主之。

（9）秽湿着里，脘闷便泄，五加减正气散主之。

按五个加减正气散，不单纯是湿热兼胜，且多秽浊夹杂之感受，细心体验，运用自灵。

2. 热胜于湿　暑湿蔓延三焦，舌滑微黄，邪在气分，三石汤主之。

3. 湿胜于热

（1）头痛恶寒、身重疼痛、舌白不渴、面色淡黄、胸闷不饥、午后身热、状若阴虚……三仁汤主之。

（2）太阴湿温，喘促者，千金苇茎汤加杏仁滑石方主之。

（3）湿郁经脉，身热身痛、汗多自利、胸腹白疹，薏苡竹叶散主之（表5）。

表5　通阳利湿法方剂表

方　名	组成药品
三　仁　汤	杏仁、飞滑石、白通草、白蔻仁、竹叶、厚朴、生薏苡、半夏
三　石　汤	飞滑石、生石膏、寒水石、杏仁、竹茹、银花、金汁、白通草
黄芩滑石汤	黄芩、滑石、茯苓皮、大腹皮、白蔻仁、通草、猪苓
杏仁滑石汤	杏仁、滑石、黄芩、橘红、黄连、郁金、通草、厚朴、半夏
千金苇茎汤加杏仁滑石方	苇茎、薏苡仁、桃仁、冬瓜仁、滑石、杏仁
新加橘皮竹茹汤	橘皮、竹茹、柿蒂、姜汁
宣　痹　汤	防己、杏仁、滑石、连翘、山栀、薏苡、半夏、晚蚕沙、赤小豆皮
一加减正气散	藿香梗、厚朴、杏仁、茯苓皮、广皮、神曲、麦芽、绵茵陈、大腹皮
二加减正气散	藿香梗、广皮、厚朴、茯苓皮、木防己、大豆黄卷、川通草、薏苡仁
三加减正气散	藿香、茯苓皮、厚朴、广皮、杏仁、滑石
四加减正气散	藿香梗、厚朴、茯苓、广皮、草果、楂肉、神曲
五加减正气散	藿香梗、广皮、茯苓块、厚朴、大腹皮、谷芽、苍术

（七）生津益胃法

一切热性病患，未有不灼伤津液的。吴鞠通主张“撤热以保津液”，吴坤安《感证宝筏》说：“以存津液为要旨”，汪瑟庵说：“叶氏以保津液为要”。这都说明温热病注意保存津液的重要性。特别是一切热病末期，胃阴消烁，津液愈亏，此时用生津益胃法，能收泽枯润槁之效。临床运用，应根据不同的情况决定。

①暑热伤气，汗多、脉散大、喘渴欲脱者，宜用生脉散酸甘化阴之法以救阴固脱。

②热伤胃阴，但热不寒，舌干口渴，或温病愈后，面微热、脉数、暮热、常思饮不欲食者，用五汁饮甘寒救液法。

③体质素虚，或误伤津液，不大便，偏于液涸多而热结少者，宜用增液汤以卫护其虚，存其津液。

④阳明温病，下后汗出，或下后脉静，身不热，舌上津回，十数日不大便，均可与益胃汤。或益胃增液辈。（表6）。

表6　生津益胃法方剂表

方　名	组　成　药　品
生脉散	人参、麦冬、五味子
五汁饮	梨汁、荸荠汁、鲜苇根汁、麦冬汁、藕汁
增液汤	玄参、麦冬、细生地
益胃汤	沙参、麦冬、冰糖、细生地、玉竹

（八）清燥养阴法

燥本六气之一，但热病伤阴，津涸化燥，则与之有本质的区别。吴鞠通说：“热病未有不耗阴者，其耗之未尽则生，尽则阳无留恋，必脱而死也。”娄杰说：“温热最易伤阴，无论挟湿挟燥，均须刻刻防其伤阴为第一要义。”与石家庄市治疗流行性“乙型”脑炎强调养阴的宗旨，是非常切近的。一般热病在初期和中期，当撤热以救阴，急下以存阴，如用白虎承气之类即可，不须直投养阴之品而已寓养阴之义。若在末期，津伤液涸，致生内燥，直须清凉甘寒之物，才能收到养阴清燥之功。张凤逵所主张的："首用辛凉，继用甘寒，"亦即此意。兹摘《温病条辨》原文3条，以示举隅。

①手太阴暑温，发汗后，暑证悉减，但头微胀，目不了了，余邪不清者，清络饮主之。

②阳明温病，脉浮而促者，减味竹叶石膏汤主之。

③暑邪久热，寝不安，食不甘，神昏不清，阴液元气两伤者，三才汤主之。

以上3方，或为清轻芳香，或为辛凉甘寒，清而不燥，养而不腻，不仅能够达到养阴清燥的目的，而且还能兼收"余邪外出"的效用（表7）。

表7　清燥养阴法方剂表

方　　名	组　成　药　品
三才汤	人参、天冬、干地黄
清络饮	鲜荷叶边、鲜银花、西瓜翠衣、鲜扁豆花、丝瓜皮、鲜竹叶心
减味竹叶石膏汤	竹叶、石膏、麦冬、甘草

（原载中医杂志1957年9期）

六、从治疗“乙型”脑炎的实践体会谈中医辨证论治的优越性

蒲辅周

（一）病例

我们去年发表过“中医治疗流行性‘乙型’脑炎‘辨证论治’的一般规律”的文章，目的在于试图给治疗流行性“乙型”脑炎充实一些新的经验，进一步提高疗效。但是，有必要指出：那篇文章所讨论的八法，还只是“辨证论治”的一个初步，只能适应于一般型的流行性“乙型”脑炎的治疗，而不能完全适合错综复杂的所有型的流行性“乙型”脑炎。

现在，向大家介绍6个比较特殊的病例，其中有用下法的，有用温法的，也有温清和三法同用的。这些病人，当时都存在着极严重的生命危险，若辨证稍有不慎，治法稍有差误，其后果实不堪想象。然而，由于我们认真运用了“辨证论治”的原则，终于使病人都安全地脱离了险境，重新恢复了健康。因此，有必要将这批病例加以介绍，供同道们参考。

病例一：初起失辛凉透邪之机而里闭表郁，治取下法，始里通表和，尽剂而安。

患者梁某，男性，28岁，病已6日，经医院诊断为流行性“乙型”脑炎。曾连服中药“清热、解毒、养阴”之剂，病势有增无减。会诊时，体温高40.3℃，脉象沉数有力，腹满微硬，哕声连续，目赤不闭，无汗，手足妄动，烦躁不宁，有欲狂之势，神昏谵语，四肢微厥，昨日下利纯青黑水，此虽病

邪羁踞阳明，热结旁流之象，但未至大实满而且舌苔秽腻，色不老黄，未可与大承气汤，乃用小承气汤法微和之。

服药后，哕止便通，汗出厥回，神清热退，诸证豁然，再以养阴和胃之剂调理而愈。

按：此患者证见腹满微硬，谵语欲狂，热结旁流，目赤肢厥，身热无汗，脉沉数有力，乃里闭表郁之征，虽屡用清热、解毒、养阴之剂，而表不解，必须下之。下之则里通而表自和，若泥于温病忌下之禁，当下不下，里愈结，表愈闭，热结精伤，造成内闭外脱，底于不救，说明此病治疗并非绝对禁用下法。惟非下证而误下，酿成内陷则属非是。这是一个很明显的“辨证论治”的实际经验。

病例二：暑温挟风，服寒凉太过，邪陷厥阴、阳明、太阴，治取温清和三法同用，而病人顺利转好。

患者傅某，女性，病已 6 日。初起头痛如裂，身微痛，高烧恶寒，食欲不振，确诊为流行性“乙型”脑炎。曾连服大剂辛凉甘寒及犀羚牛黄至宝、紫雪、安宫诸品，病势始终不减，并迅速发展。会诊时，仍持续高烧，头剧痛，身微痛，头有微汗而身无汗，呕吐，下利灰白稀水，腹不痛，小便短黄，神倦目涩，烦闷，口苦，渴不思饮，舌苔薄白、中心黄腻、边质红，月经刚过 10 日，今日再见，脉象两寸浮数，右关沉数短涩，左关弦数，两尺沉数。观其脉证原属暑温挟风，其头身痛脉浮系乎风，其心烦舌赤苔黄口渴发热由于暑，因服寒凉太过，邪留不解，脾胃受伤，热入厥阴，迫血妄行，热邪乘虚而内陷阳明、太阴，形成两脏一腑（太阴脾经、厥阴肝经、阳明胃经）并病，此时急须温太阴、清厥阴、和阳明，温清和三法并用。方以二香左金合辛平为治。

处方：鲜藿香三钱、香薷二钱、川黄连一钱五分、吴茱萸五分、法半夏三钱、玉金二钱、佩兰三钱、钩藤四钱、蒺藜四钱、鲜荷叶一两、玉竹三钱、生姜二钱、伏龙肝二两。

浓煎，取80毫升，每服10毫升，1小时1服，因吐甚不纳，故量少而频进。1剂诸证皆平，后以调和脾胃养阴益气而愈。

病例三：由热中变寒中，先辛通苦降，后回阳固阴，而病人始转危为安。

患者朱某，男性，29岁，住某医院已6日，诊断为流行性“乙型”脑炎。曾连服大剂辛凉苦寒及犀羚牛黄至宝之品，高烧不退，四肢微厥，神识如蒙，时清时昏，目能动，口不能言，胸腹濡满，下利稀溏，随矢气流出，量不多，尿不利，头汗出，漱水不欲咽，口唇燥，板齿干，舌质淡红，苔白，脉象寸尺弱，关弦缓，经会诊，分析脉证虚实互见，邪陷中焦之象，与邪入心包不同，引用吴氏《温病条辨》，上焦未清，里虚内陷，主以人参泻心，去枳实易半夏辛通苦泻法。

处方：人参三钱，干姜二钱，黄连一钱五分，黄芩一钱五分，法半夏三钱，白芍四钱。

服后，尿多利止，腹满减，全身汗出，热退。但此时邪热虽去，元气大伤，而见筋惕肉瞤，肢厥汗出，脉微欲绝，有阳脱之危，急以生脉加附子、龙、牡回阳固阴。

处方：台参一两，寸冬五钱，五味子二钱，熟川附子二钱，生龙骨八钱，生牡蛎六钱。

浓煎徐服，不拘时，渐能安眠，肢厥渐回，战栗渐止，神智略清，汗出减，舌齿转润，阴回阳生，脉搏徐复，后以养阴益胃，兼清余热，用三才汤加枣仁、阿胶、石斛，数剂一切正常。停药观察，唯以饮食休息之，阅数日全愈出院。

按：此患者因寒凉过甚，已由热中变为寒中，热邪被迫，格拒中焦，故取泻心法，辛通苦泻，病机一转，邪热顿去而大虚之候尽露，急用回阳固阴之品，中阳渐复，但热病伤阴，回阳之后仍宜养阴益胃。

病例四：热邪内陷阴中，太阴寒化，厥阴蛔动，治以苦辛温之法，其病顿瘥。

患者高某，男孩，7岁，住某医院已3日，西医诊断为流行性“乙型”脑炎。会诊时，患儿高烧烦躁，腹满下利，呕恶，苔黄少津，舌质淡红，唇干，予水则拒，爪甲青，面青，日夜不安睡，不食，狂叫不宁，脉沉数弦急，曾服寒凉大剂及至宝牛黄犀羚而病势不减，乃热邪内陷阴中，太阴寒化，厥阴蛔动之象。予以椒梅汤去黄芩、半夏。

处方：台参二钱，黄连一钱五分，白芍二钱，乌梅二钱，川椒20粒，炮干姜一钱，炒枳实八分，浓煎温服。

1剂热退，睡安躁减。再剂利止，胀消烦除，并下蛔虫1条，续以温脾和胃调理而愈。

按：此亦因服寒凉太早、太过，已成寒中之证，而苔黄，脉弦数且急，又与热中相似，其间仅有爪甲青，拒水之差。在疏方时去黄芩、半夏，因原服苦寒重坠之品过多，故减其制，有枳实之苦温，黄连之苦降，已能足中病机，不执成方不变，又说明“辨证论治”的灵活性。

病例五：伏暑挟湿，感凉风而发，误用辛温，再用辛凉苦寒，以致表里郁闭，治取表里两解权变之法。

患者王某，男性，28岁，住某医院已3日，确诊为流行性“乙型”脑炎。会诊时，已服辛凉苦寒数剂，高烧不退（体温40.2℃），头痛无汗，目微赤，胸腹满微硬，大便未行，鼻塞，舌苔中心秽干无津，舌质不绛，口不渴，尿少，嗜睡，但神志清，微烦，脉浮，右大于左，总观脉证乃胃阴已伤，表里郁闭之候。详询病程经过，在入院前，误服辛温药2剂，胃阴被劫。入院后，又进辛凉苦寒热邪被遏，因议其证：脉浮头痛鼻塞，壮热无汗，是表邪郁闭之象；胸腹满微硬，微烦，苔干，大便未行，乃里闭之征，治宜急救胃阴，宣通表里，俾郁闭之邪热，从表里两解，此权变之法，合宜而施之。

处方：瓜蒌仁（打碎）五钱，黄连一钱五分，炒枳实二钱，玄参三钱，鲜芦根八钱，青连翘三钱，银花二钱，玉金二钱，香豆豉五钱，连须葱白 3 寸，紫雪一钱（冲）。

服后，大便利，浑身微汗出，热退，次日复诊体温降至 37℃，烦除睡安，舌上津回，诸证悉平，脉象缓和，继以益胃养阴之品连进 3 剂，一切正常，胃纳亦佳，遂停药以饮食调理，痊愈出院。

按：此证初起头痛寒热，由伏暑挟湿感新秋凉风之气而发，医者认为寒疟，误用常山、桂枝辛温之剂，病势转剧。入院后经检验为流行性“乙型”脑炎，又误于辛凉苦寒并进，结果造成表里俱闭的局面。我们根据脉浮头痛，高烧无汗乃表闭，胸腹满微硬乃里结，必须法用双解。但又因非大实满不可与承气，舌津已干不可再发其表，唯宜清解，故主以小陷胸解胸中微结之热，复以葱豉引导郁热从表而出；佐以玄参生水，银翘苇根玉金皆清宣之品，不再耗津；使以紫雪，直透三焦，虽不用表里双解的正法，而直收表里两解的成效。并且能使里结自通而不碍正，表闭自透而不伤津，此乃法外求法。说明治病不能死守一方一法，必须运用“辨证论治”的又一例证。

病例六：以寒治热攻之过猛，以致卫阳凝闭而不宣通，遂用宣痹、活络、祛风、养血之法持续调理，乃渐恢复正常。

患者某，女性，27 岁，住某医院约两月余，确诊为流行性“乙型”脑炎后遗症。会诊时，病人神呆不语，吞咽困难，二便不自知，左上下两肢麻痹如废，右下肢日夜乱动，右上肢尚运动自然，体温 37℃，饮食依赖鼻饲，呼吸正常，咽间无痰声，舌无苔，质红润，呼之不答，目中流泪，高烧时，见过月汛，今已逾月，再未来潮。详阅病历，前段治疗，是采用以寒治热的方法，曾服辛凉重剂及犀牛黄等药。于一昼夜之内，服石膏竟达 4 斤之多，自此神呆不语。据此情况，联想到“寒凉过剂”之弊，而且考虑不仁为痹，躁扰属风，遂议用养血活络、祛风宣痹之合剂送再造丸，辅以针刺。药用当归、白芍、天麻、旋覆花、石决明、紫石英、地龙、桃仁、陈皮、佛手、桑寄生、龟甲等出入互用。每日服回天再造丸1粒。先后服回天再造丸23粒，而麻痹消失，躁扰不作，言语渐可，遂去其鼻饲，调其饮食，停药休养。阅数月完全恢复健康，而月事亦通。

按：此症完全由寒凉大剂攻之过急，药过病所，以致卫阳凝闭而不宣通，神无所用，三焦失灵。幸患者为青年，身体健壮，故能借针药之力和其荣，通其输，调其从逆，乃有恢复的可能。我们知道："白虎"为达热出表之剂，石膏有解肌清热之能，但吴鞠通对白虎却有"常须识此勿令误也"的警戒，否则非惟无的放矢，反而贻害病人，而且治病用药，轻重要有尺度，中病即可，万勿急于求成。

（二）讨论

前面所举6例，西医都确诊为流行性"乙型"脑炎。中医的认识均属于暑温范畴之内，而且前期的疗法，也都是根据"以寒治热"的原则的。如以古人"热者寒之"、"风淫于内，治以辛凉"、"白虎为暑温之正例"等理论来确定治则，表面看起来并不算错误。但是，事实却与此相反，前述病例，初期即据此论治者，其结果不仅使轻者转重，重者转危，甚而酿成内闭外脱的险证。分析其主要原因，都是泥于流行性"乙型"脑炎既属温病范畴，而一味投以辛凉苦寒所致。非用之过早，即用之过大，没有酌量病情轻重浅深常变以及患者身体强弱，而决定用药的缓急先后。这种差误，不能不引为忽视"辨证论治"原则的经验教训。事实已经告诉我们，要更好地取得白虎汤的应有疗效，宜领会"白虎达热出表"之旨。因为温邪中人有"卫气营血"之分，白虎为邪在气分之辛凉重剂。如邪在卫分总以透邪为先，若邪已入营入血，则又当清营凉血为要。而且白虎汤中的石膏、知母辛凉之性极重，吴鞠通曾有四禁之条，假如不顾病机如何，用之过早或过大，反而抑制病邪透发之机，致使病程延长或加剧。所以王孟英说："始初解表用辛凉，须避寒凝之品，恐其遏邪，反不易解。"由此可见，使用白虎辛凉重剂，应保持审慎的态度。尤其是倍加苦寒及犀羚脑麝之品，如不仔细辨证，猛浪施用，遇病人体弱或有宿疾者，必致留邪不解或引邪深入，酿成闭脱之变。上述6例，都是过用寒凉合剂造成严重恶化的典型。因此，更可以看出"辨证论治"原则，在指导临床实践中的重要性。

上述6例脑炎的治疗方法是救逆法，是权变法，只适用于脑炎的变证、坏证，而不是治疗一般脑炎的常法。我们要知其常，也要知其变。今后，还必须进一步发挥中医"辨证论治"的经验，为更好地防治流行性"乙型"脑炎而努力。

（节选自中医杂志1958年10期）

七、关于传染性肝炎证治的探讨

蒲辅周

传染性肝炎是由滤过性病毒所引起的一种急性传染病。通常表现为黄疸；但亦有无黄疸型的病例。本病的死亡率虽低，但由于病程较长，一部分病人又有转为慢性的可能，特别是在儿童和青壮年被感染而发病者为数较多，因此对人民健康有一定的危害性。解放前在反动统治下，对本病的防治情况，基本无可以参考的资料。解放以后，由于党和政府的重视，关于本病的研究和临床治疗以及预防方面都取得了一定的成绩。

祖国医学在传染性肝炎的治疗方面，无论过去和现在都有很多有效的方法。

（一）黄疸型肝炎的证治

1. 对黄疸型肝炎的认识　中医对黄疸的认识是很早的，2000多年前的《内经》里面，就有了记载。如《素问·平人气象论》说："目黄者曰黄疸"、"溺黄赤安卧者黄疸"；《灵枢经·论疾诊尺篇》说："身痛而色黄，齿垢黄，爪甲上黄，黄疸也。"以后如《金匮要略》有五疸；《诸病源候论》有九疸候，并附急黄、劳黄等10多种不同的病型；《外台秘要》诸黄方中有急救36黄方；《圣济总录》载有36黄的症状和治疗。金元之后，各家皆有发挥，使我们对黄疸的认识日趋完善。同时，还认识到黄疸的传染性。仲景把黄疸列入伤寒的条文中，而《伤寒论》这部著作，大家都肯定是有关传染病的临床实录，可见当时已经认识黄疸是有传染的性质。如“阳明病，发热汗出者，此为热越，不能发黄，但头汗出，身无汗，剂颈而还，小便不利，渴饮水浆者，此为瘀热在里，身必发黄。”孙思邈更直接的提出黄疸为传染病，他说：“凡遇时行热病，多必内瘀发黄。”沈氏尊生亦谓：“有天行疫疠，以致发黄者，俗谓之疸，杀人最急。”这些条文都证明黄疸是有传染性的。当然，中医所载的黄疸，可能包括一切能够出现黄疸的疾病，但黄疸型肝炎，可以列入它的范围之内。

2. 黄疸的成因及分类　《内经》说：“湿热相交，民病疸。”朱丹溪说：“疸不必有五，同是湿热。”这是把湿热作为黄疸的成因。《伤寒论》说：“伤寒发汗已，身目为黄，所以然者，寒湿在里不解故也。”这又指出寒湿亦是黄疸的成因之一。陈无择《五疸叙论》中说：“若说所因，外则风寒暑湿，内则喜怒忧惊，酒食房劳，三因悉备。”这更说明黄疸的成因兼三因而共有之。但湿为黄疸的主要因素。蒋式玉说：“黄疸……病以湿得之，有阴有阳，在脏在腑，阳黄之作，湿从火化，瘀热在里，胆热液泄，与胃之浊气共并，上不得越，下不得泄，熏蒸遏郁，……黄如橘子色。阴黄之作，湿从寒水，脾阳不能化热，胆液为湿所阻，浸润肌肉，逆于皮肤，色如熏黄，阴黄主治在脾。”把黄疸分为阳黄和阴黄两大类。《景岳全书》亦分阳黄阴黄。而阳黄主阳明胃经，阴黄主太阴脾经。临床上，传染性肝炎多属阳黄之类。

3. 黄疸型肝炎的症状和鉴别　黄疸型肝炎的特征是皮肤和眼均发黄。黄疸常常在第1周中即已出现，但亦有时迁延到2～3周。

黄疸前期症状：在大多数病例中，黄疸前期症状是消化不良现象（食欲不振、恶心、有时呕吐、腹上部疼痛、便秘，较少见的有腹泻）。并在右上腹部（右肋下）有不适的感觉，有时亦有疼痛。前期无显著症状而黄疸渐渐出现者非常少见。所以《伤寒论》谓："阳明病，无汗，小便不利，心中懊侬者，身必发黄。"就是说在一定的前期症状后黄疸才出现而且必然出现。

在黄疸前期中，较少见的是全身中毒现象（疲乏、寒战、头痛、流涕、咳嗽、肌肉疼痛、四肢关节疼痛和体温升高），这一情况开始往往认为是流行性感冒之类的病，直到黄疸出现，才发现病之真正性质。喻嘉言所谓"外感发黄"，即黄疸兼有表症的病例。

黄疸期症状：黄疸、食欲减退、右肋下轻度疼痛、全身乏力或皮肤发痒、大便色灰、尿黄，病人常常发现消瘦、肝脾肿大，间有发热，等等。此期症状，多是比较典型性的，但也有表现错综复杂的少数例外者。

恢复期症状：病人逐渐自觉症状消失，黄疸消退，食欲转好，粪便颜色恢复，尿色澄清，一般病程在6～8周。痊愈期可能延长，极少数可能转为亚急型或慢性肝炎。

中医将黄疸的不同症候，按八纲辨证方法，鉴别阳黄和阴黄如下：

阳黄：黄色显明如橘子色，发热，口渴引饮，便干硬或秘结，溲黄或黄赤，尿道灼热，脉滑数有力，苔黄腻或黄而干。

阴黄：黄色晦黯如烟熏，畏冷不发热，口淡无味，或自汗，四肢无力，便溏或溏泄，溲自利或色不黄，脉沉细迟无力，苔白腻或白滑。

4. 黄疸型肝炎的治疗原则　传染性肝炎所致的黄疸，多湿热为患，故治疗本病的原则，以"清热利湿"为主。在辨证施治的前提下，又须根据具体情况，分表里温清立方用药。至若肝脾肿大，则宜加用"活络化坚"之法。黄疸退后，有残存症状者，则当"和肝理脾"为治。

（1）散热理湿法：是黄疸性肝炎前期有表证的治疗方法。使湿热之邪自外而解。例如：黄疸前期，发热、头痛、身痛、倦怠、舌白、脉浮弦；仲景谓“伤寒瘀热在里，身必发黄”，有表证者，麻黄连翘赤小豆汤主之。原方：麻黄、生姜、生梓白皮、连翘、甘草、大枣、赤小豆、杏仁。本方为散湿驱邪之用，使热自汗散，但用量宜轻，取其微汗徐徐出，中病即可，不可重剂多投，慎勿见病已获效而连续继进，以致重伤津液。若表证不显，恶心呕吐、口苦舌白、食欲不振、腹痛、便溏、小便不利、脉浮濡，藿香平胃散加腹皮、神曲、山楂、豆卷、内金之类主之。原方：藿香、半夏、厚朴、苍术、陈皮、甘草。此时必须禁忌油腻和生冷。

(2) 清热利湿法：是黄疸型肝炎的主要方法。湿热郁蒸于里，黄疸已显，热瘀虽盛而尚未大结实，此时最为关键，若治疗及时得当，则病程缩短，黄疸迅速消退而预后良好，若失此机宜，则病势发展而病程延长，必须趁其热未结实，清而解之，湿未瘀滞，利而去之。例如：身发黄、发热而腹不满、小便黄、大便不硬、脉滑数、舌苔黄腻、无表里证者，栀子柏皮汤主之。原方：栀子、甘草、柏皮，可加神曲、豆卷之类。目黄、身黄、小便黄、恶心、胸闷、胁胀、口苦或渴、不食不饥、舌苔黄腻、脉濡数，甘露消毒丹主之。原方：滑石、茵陈、黄芩、菖蒲、木通、藿香、射干、连翘、薄荷、蔻仁、神曲。

(3) 下热泄湿法：是针对湿热瘀结、阳明里实性黄疸所采用的措施。即尤在泾所谓“下热通瘀”之意。已八、九日，身黄如橘子色，但头汗出、身无汗、渴饮水浆、小便不利，或寒热不食、食则头眩、心胸不安、腹微满、脉沉实、舌苔黄燥，茵陈蒿汤主之。原方：茵陈、栀子、大黄。若心中懊侬，或热痛，栀子大黄汤主之。原方：栀子、大黄、枳实、豉。若腹满，小便不利而赤，自汗出，大黄硝石汤主之。原方：大黄、黄柏、硝石、栀子。但此法非湿热结实，体壮脉实者，不可滥用。

以上一散、一清、一下，是仲景治疗阳明热盛发黄的正治法。后人虽不断有所发展补充，使治疗黄疸之法，日趋完备，但仲景立法，仍不失为探本寻源的规范。

（4）通阳利湿法：是治疗太阴湿盛发黄的有效方法。因为太阴脾经为湿土，湿热遏郁，阳不运行，蒸发为黄，此时，必“辛以通阳，淡以利湿，”使阳通则脾之运行无阻，升降得灵，小便得利，而湿自去、黄自退。所以王孟英说：“去湿尤易，通阳最难，去湿不在汗而在利小利。”例如：太阴病，小便不利，湿土为热所蒸而发黄者，茵陈五苓散主之。原方：茵陈、五苓散。

（5）温阳化湿法：是中阳不足，或过用寒凉，以及雨湿太甚，而成阴黄之症的治法。与阳黄的热湿两盛完全不同。此证虽然在传染性肝炎少见，但亦不可不加注意。如证见发黄汗出、不发热、脉沉迟、小便不利、口不渴者，五苓散加干姜、茵陈。若发黄色晦暗、不思食、脉沉迟、舌淡、唇白、二便俱利者，可用茵陈理中汤。原方：茵陈、台参、白术、干姜、炙草。若肢冷或厥、脉沉迟，宜用茵陈四逆汤。原方：茵陈、附子、干姜、甘草。

以上均是太阴发黄的治疗措施。一为太阴湿热，故宜通利，一为太阴寒湿，故宜温化。界限清晰，不容相混。

邵仙根先生曾经指出：“发黄有汗、下、清、利、温五种治法”。又说：“治黄之法，不外是矣。”临床上，治疗传染性肝炎所致的黄疸，亦不外是。我们能按表里先后，灵活化裁，自有得心应手之效。

（6）活络化坚法：传染性肝炎有肝脾肿大者，宜用化坚丸。原方：丹皮、甘草、桃仁、杏仁、化红、桂枝。一般还加鳖甲、茜草、水红花子等。

（7）和肝理脾法：黄疸退后有残存症状者，如喜呕、口苦、不思食、胸胁闷，宜小柴胡汤。原方：柴胡、黄芩、半夏、党参、生姜、大枣、甘草。如胁痛、胸闷不舒、烦躁者，宜逍遥散。原方：柴胡、当归、芍药、茯苓、白术、薄荷。胁痛、胸闷、手足心烦热、食欲不振者宜越鞠丸。原方：香附、苍术、川芎、栀子、建曲。体倦乏力，消化力弱，舌淡脉虚者，宜异功散。原方：党参、白术、茯苓、炙草、陈皮。可加内金、麦芽、枣姜之属。

（二）无黄疸型肝炎的证治

1. 对无黄疸型肝炎的认识　无黄疸型肝炎在流行病学上的意义，近年来逐渐为人所重视。在儿童机构发生本病流行时，黄疸型病例可能是个别的，而大多数病人是无黄疸型的。在无黄疸型病人的大便中，经过人体试验，证明有传染性肝炎病毒的存在。从临床经过和病理变化的程度可以认为无黄疸型肝炎是传染性肝炎中的一种轻的类型。中医因原无肝炎这个病名，所以也没有无黄疸型肝炎这一名称。但从它的临床症状和体征（肝大胁痛、消化不良）等表现，结合中医所记载的：“肝大则逼胃迫咽，则苦膈中且胁下痛。”以及“见肝之病，知肝传脾，当先实脾”。仍可以探讨出一定的理论依据。

2. 无黄疸型肝炎的成因和症状　无黄疸型肝炎与黄疸型肝炎的发病因素，同是湿热所致，惟二者之间有轻重程度之稍异。无黄疸型肝炎由于湿热之邪稍轻，故郁蒸蕴遏亦较轻而不成黄疸。但病人的脾胃毕竟因受湿热的影响，以致肝脾不调，出现一系列的胃肠道症状及肝脏病变的体征。加之无黄疸型肝炎多见于儿童，可能因其饮食生冷不节，而致脾胃受伤。

无黄疸型肝炎常见的症状：神气疲倦、不思食、恶心或呕吐、腹痛、腹泻或便秘、尿黄等；体征：胸胁痛或胁下有压痛、脾大、发热或微发热或不发热。舌苔薄白腻或黄腻。脉象浮弦、浮濡或弦数。亦有无显著症状者，仅觉胸次不舒，作事不耐烦劳，饮食稍减。这一类型肝炎极不容易发现，加之目前还无特殊的诊断方法，所以确诊也比较困难。

3. 无黄疸型肝炎的辨证与治则　无黄疸型肝炎可能是肝炎的一种轻型。根据临床的症状，发病因素及病人体质，辨证论治，分别确定治则。例如：

①饮食减少、恶心、欲吐、腹痛、舌苔薄白腻，脉象浮弦，由饮食所伤，内蕴湿热，脾胃不能克制者，平胃散加藿香、腹皮、神曲、山楂之类。原方：苍术、厚朴、陈皮、甘草。

②恶心、不欲食、腹痛、便泄、小便不利、或渴或不渴、舌苔滑腻、脉弦滑、湿伤脾胃不调者，胃苓汤主之。原方：猪苓、茯苓、白术、泽泻、肉桂、厚朴、苍术、陈皮、甘草。

③三焦湿郁、升降失司、脘连腹胀、大便不爽，可用一加减正气散。原方：藿香梗、厚朴、杏仁、茯苓皮、广皮、神曲、麦芽、绵茵陈、大腹皮。

④胸膈痞闷、嗳气吞酸、腹痛、便溏、不思食者，宜保和丸。原方：山楂、半夏、橘红、神曲、麦芽、茯苓、连翘、莱菔子。

⑤虚烦、短气乏力、自汗、恶心、口苦、胆怯，宜温胆汤。原方：半夏、枳实、竹茹、橘皮、茯苓、甘草。

⑥胸闷不舒、饮食减少、作事不耐烦劳、有胸胁不适者，宜越鞠丸（方见前）。若身体倦怠、口苦易烦、头痛目眩、两胁作痛、脉弦大而虚者，宜逍遥散（方见前）。

62